Jutta Schütz

Plötzlich Diabetes

Es geht auch ohne Pillen

3. Auflage

© 2013 Jutta Schütz
3. Auflage

Umschlaggestaltung, Illustration: Jutta Schütz

Herstellung und Verlag:
BoD – Books on Demand, Norderstedt

ISBN 978-3-7322-4772-1

Bibliografische Information der Deutschen Nationalbibliothek:
Die Deutsche Nationalbibliothek verzeichnet diese Publikation in
der Deutschen Nationalbibliografie; detaillierte bibliografische Da-
ten sind im Internet über http://dnb.d-nb.de abrufbar.

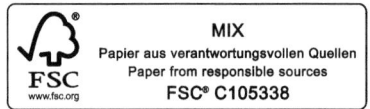

Sie haben dieses Buch gekauft, weil Sie der Überzeugung sind, dass es im Leben durchaus Wunder geben kann. Ich möchte hier ausdrücklich darauf hinweisen, dass ich kein Arzt der Medizin bin.

Es sind meine persönlichen Erfahrungen mit dieser Krankheit - und wie ich es geschafft habe, meine Blutzucker-Werte wieder in den normalen Bereich zu bekommen. Jeder Mensch ab dem 18. Lebensjahr, der nicht entmündigt wurde, ist selbst für sich verantwortlich. Ich brauche bis heute (22.06.2013) keine Tabletten und auch kein Insulin zu nehmen. Leider streiten sich immer noch die Wissenschaftler, ob Diabetes Typ Zwei heilbar ist oder nicht.

In der Presse gelte ich heute als Querdenkerin in Bezug auf den Diabetes Typ Zwei, als Rebellin der Ernährungsform Low Carb.

Widmung:

Ich bedanke mich für alle „ehrlichen" Hilfe-Mails an mich und freue mich, dass ich schon vielen Menschen (nicht nur Diabetikern) helfen konnte.

Dieses Buch besteht aus 3 Teilen:

- ❖ Tagebuch – Wie alles begann…
- ❖ Informationen über die Ernährung und Gesundheit
- ❖ Low-Carb Rezepte

Inhaltsverzeichnis

Low Carb, die Reduktion von Kohlenhydraten ist im Moment der populärste Diät-Trend der letzten Jahre. Im Buchhandel erscheinen fast täglich zahlreiche Titel zum Thema Low Carb und die dazugehörigen Firmen – der Konkurrenzkampf untereinander ist groß. Dieser neue Trend erlaubt es Firmen, viele neue Produkte mit wenig Kohlenhydraten auf den Markt zu werfen. Sie haben dazu ihre Verlage, ihre Seminare und ihre Buchautoren sowie dazu eigens eröffnete Foren und deren Mitarbeiter, die hinter den Kulissen mit Sprüchen wie „unterlassene Hilfeleistung" drohen, wenn man ihre Produkte nicht weiter empfiehlt. Im Gegenzug wird nur sehr oberflächlich auf biologische und medizinische Fragen eingegangen. Das ist Grund genug, einmal kritisch nachzudenken.

Diabetiker, Übergewichtige und kranke Menschen waren schon immer ein lukrativer und leichtzugänglicher Markt für die Nahrungsmittelindustrie. Die Ernährungsform „Low Carb" braucht aber keine zusätzlichen Nahrungsergänzungsmittel.

Dank reißerischer Werbung und großen Versprechungen finden Nahrungsergänzungsprodukte immer wieder ahnungslose Käufer - es gibt verschiedene Anbieter, die Empfehlungen sind nicht einheitlich und variieren. Trotz Warnungen vor Nahrungsergänzungsmitteln, ist die Versuchung, möglichst schnell abzunehmen, für viele Menschen groß. (Quelle: Die Welt - Artikel: Nahrungsergänzungsmittel, Ärzteblatt.de – Artikel: Warnung vor konjugierten Linolsäuren als Nahrungsergänzungsmittel)

Tagebuch

Im Jahr 2007 - wie alles Begann...

31.Juli.2007

Heute war ein sehr schrecklicher Tag für mich. Von meinem Hausarzt „Dr. med. Arvid Schmidt (Ubstadt-Weiher)" erhielt ich nach einer Routineuntersuchung die Diagnose: Diabetes Typ Zwei!

Ich musste mich zusammen reißen, dass ich den Erklärungen des Arztes überhaupt folgen konnte. Er befragte mich, ob ich starken Durst hätte, was ich verneinte. Ebenso hatte ich auch keinen Drang, ständig zur Toilette zu müssen. ABER: Ich fühlte mich schon seit Monaten abgespannt und müde. In drei Wochen sollte ich wieder kommen und er wird mich auf Tabletten einstellen, sagte er mir beim Abschied. Ich fragte ihn, was ich denn sonst machen könnte und er meinte, dass ich die Kohlenhydrate weg lassen sollte.

Die zwanzig Minuten Fußmarsch nach Hause ging ich wie in einem Nebel und ich war sehr schockiert. Ich soll jetzt Diabetikerin sein? Warum ich? Ich sah die Menschen vor mir, die sich täglich Insulin spritzen mussten, und die ich immer darum bedauert hatte. Und jetzt sollte ich auch zu diesen Menschen gehören?

Immer noch geschockt setzte ich mich zu Hause an meinen PC und informierte mich, was Diabetes ist und wie es entsteht. Als mein Mann von der Firma nach Hause kam, hatte ich schon stundenlang darüber gelesen. Ich wusste, dass am Anfang beim Diabetes die Beschwerden völlig fehlen können und dass sich der Diabetes schleichend entwickeln würde. Vor einem Jahr waren meine Blutwerte noch in Ordnung. Damals erzählte mir ein anderer Arzt, dass ich wohl nie an Diabetes erkranken würde, da ich sehr gute Blutwerte hätte. Ich erinnere mich an das Sprichwort: Sage niemals nie! Ich war so aufgewühlt, dass ich nicht zu Bett gehen konnte und setzte mich immer wieder an den PC und sah mir weitere Berichte im Google an.

Die Diabetes Federation sagt:

1985 hatten weltweit – 30 Millionen Menschen Diabetes.

10 Jahre später waren es bereits 150 Millionen.

(Heutiger Stand: Juni 2013: In Europa gibt es derzeit knapp 50 Millionen Diabetiker. Weltweit sind etwa 246 Millionen Menschen betroffen. Im Jahr 2030 sollen 500 Millionen Menschen an Diabetes leiden. Dies schätzt die Weltgesundheitsorganisation (WHO).)

01. August 2007

Ich hatte in der Nacht nicht gut geschlafen und ich fühlte mich sehr, sehr schlecht. Direkt nach dem Frühstück, aber was heißt Frühstück, ich habe überhaupt nichts gegessen, ging ich wieder an den PC um weiter zu lesen. Man muss nicht alles wissen, aber man sollte wissen, wo man nachsehen kann, um sein Wissen zu erweitern.

Was hatte mein Arzt gesagt? Ich soll die Kohlenhydrate weg lassen! Was sind eigentlich Kohlenhydrate? In einem Bericht las ich, dass Kohlenhydrate einfach gesehen „Zucker" sind. Ich wusste schon lange, und bestimmt viele andere Menschen auch, dass gerade Zucker für Diabetiker NICHT gut ist. Zucker ist Glukose und eigentlich das wichtigste Kohlenhydrat im Körper, welches die

Energie liefert. Essen wir Zucker, wird er in Glukose umgebaut, die gespeichert und verbraucht wird.

In dem Bericht erklärten sie, dass es unverdauliche und verdauliche Kohlenhydrate gibt. Die unverdaulichen würden zu den Ballaststoffen gehören und die verdaulichen spalten sich im Darm auf, werden aufgenommen und gelangen anschließend über die Blutbahn zu den Zellen. Wichtig für den Körper ist die gleich bleibende Versorgung mit Glukose. Diese Blutzuckerkonzentration wird reguliert von dem Hormon Insulin. Die Kohlenhydrate findet man in pflanzlichen Produkten wie Nudeln, Reis, Brot (alle Getreideprodukte), Gemüse und Obst.

Ich habe den ganzen Tag damit verbracht, medizinische Berichte über Ernährung zu lesen und wusste immer noch nicht so richtig, was ich denn jetzt essen sollte. Es waren ja überall Kohlenhydrate drin, außer im Fleisch. Da wurde sogar behaupte, dass man durch zu viele Kohlenhydrate Krebs bekommen konnte.

Mir fiel jetzt ein, dass ich in meiner Kindheit immer dieses Tischgebet: „Vaterunser, unser tägliches Brot gib uns heute…..." beten musste und meine Mutter mit einem Messer auf der Rückseite des Brotes ein Kreuz einritzte bevor sie es anschnitt.

In Fleisch sind keine Kohlenhydrate drin, aber ich höre seit vielen Jahren, dass es nicht gut ist, viel Fleisch zu essen.

Und was soll ich jetzt essen?

02. August 2007

Heute ist mein 47. Geburtstag! Und ich bin Diabetikerin!

Mein Gott, was für ein Drama, denke ich mir. Und ich denke auch an meine liebe Freundin Inge, die seit 10 Jahren diese Krankheit hat und dies so positiv meistert. Das gibt mir etwas Mut!

Diesen Geburtstag wollte ich nicht feiern. Der war jetzt gestrichen und ich sagte allen Freunden ab. Ich durfte ja eh keinen Kuchen essen! Stattdessen setzte ich mich wieder an den PC.

Irgendwie kam ich auf einen Bericht, wo behauptet wird, dass sich der Cholesterinspiegel erhöht, wenn der Mensch zu viele Kohlenhydrate isst. Aber, wurde nicht immer behauptet, dass sich der Cholesterinspiegel durch zu viele Eier und tierische Produkte erhöht?

Je mehr ich las, umso verwirrter wurde ich. Mir rauchte der Kopf. Da gab es Berichte, dass man viel Vollkorn (auch Kohlenhydrate) und wenig tierische Fette und Fleisch essen sollte.

Diese Berichte waren das Gegenteil der Berichte, in denen behauptet wurde, dass die Kohlenhydrate im Getreide (Brot, Nudeln), Kartoffeln, Reis nicht gut seien.

Wie soll da ein Mensch noch durchblicken, der nicht Medizin studiert hat? Und auch diese studierten Wissenschaftler, Doktoren, Professoren hatten unterschiedliche Meinungen! Jetzt war ich komplett durcheinander.

03. August 2007

Mein Gott bin ich froh, dass ich meine Freundin Renate habe. Sie wusste, dass es mir schon seit Monaten nicht gut ging, und als ich ihr gestern die Diagnose mitteilte, sagte sie zu mir, dass ich mit meiner Familie zu ihr ins Saarland kommen soll.

Ich erledigte alle Dinge, wie Koffer packen, Haushalt führen, Kochen, in einem Nebel. Es gab mich gar nicht richtig, ich stand nur noch neben mir.

Als wir nach zwei Stunden Autofahrt in Saarlouis ankamen, nahm mich meine Freundin erst einmal in die Arme und drückte mich lange. Zur Entspannung fuhren wir zwei Frauen in ihrem großen Cabriolet durch das schöne Saarland.

Es tat gut, die Sonne auf meiner Haut zu spüren, den Wind in meinen Haaren zu fühlen und meine Freundin an meiner Seite zu wissen.

06. August 2007

War ich so froh, dass wir seit Weihnachten Internet hatten. Ohne dieses Internet hätte ich mich nicht so viel informieren können. Wer kauft denn schon tausend Sachbücher? Einmal ganz abgesehen von dem Geld, welches dies alles kosten würde.

Da stand in einem Bericht, dass wir Erwachsene zu wenig Laktase (ein Enzym) haben, um den Milchzucker, die Laktose, zu verdauen. Somit kommt der Milchzucker unverdaut in den Dickdarm und es kommt zu einer Übersäuerung. Ich lese auch, dass manche Ernährungswissenschaftler vor Vollwertkost warnen. Aber das ist ja das Gegenteil von dem, was ich in der letzten Zeit gehört und gelesen habe!

Ja, was ist denn jetzt richtig? Die Verwirrung war sehr groß für mich. Aber die Richtung mit „wenig tierischen Produkte" habe ich ja schon ausprobiert, schließlich lebe ich seit vielen Jahren danach. Damals dachte ich, dass dies gesund sei!

Habe ich jetzt vielleicht Diabetes weil ich zu viele Kohlenhydrate gegessen habe?

In einem Bericht wurde behauptet, dass Getreidefasern (Kleie) dem Darm schaden, Fasern aus Obst und Gemüse hingegen besser wären. Nach Dr. Wolfgang Lutz soll der Mensch jeden Tag nur ca. 6 Broteinheiten zu sich nehmen. Das entspricht etwa dem täglichen Zuckerverbrauch des Gehirns.

Das heißt: Pro 1 kg Körpergewicht (pro Tag) 0,8 g Kohlenhydrate. Das wäre für einen 70 kg Menschen ca. 50 – 70 g Kohlenhydrate täglich.

07. August 2007

Auch diesen Tag verbrachte ich an meinem PC und es war mir egal, dass die Hausarbeit liegen blieb. Mein Gott, was sollte ich nur tun? Manche Ernährungswissenschaftler sagen so, die Anderen das Gegenteil. Und alle waren es Studierte mit dem gleichen Studium. Wenn die sich schon nicht einig waren, was soll ich dann sagen?

Ich musste es einfach auf einen Versuch ankommen lassen, denn schließlich bin ich für mich selbst verantwortlich.

08. August 2007

Seit der Rückkehr aus dem Saarland esse ich zum Frühstück jeden Tag 2 Eier, 1 Tomate, 1 rohe Karotte. Das Mittagessen ist kein Problem, ich lasse einfach die Beilagen wie Nudeln, Reis und Kartoffeln weg. Abends gibt es Salat und Wiener-Würstchen oder Fleisch. Aber das Brot fehlt mir schon zum Frühstück und ich frage mich, wie ich das weiter aushalten soll.

09. August 2007

Es wird immer schwerer auf Brot zu verzichten. Sollte ich vielleicht doch so ein Vollkornbrötchen essen? Vollkorn ist doch gesund! Gerade eben habe ich das wieder in einer Zeitschrift gelesen.

ABER: Ich habe nicht die ganzen Berichte vergessen, die mir was anderes gesagt haben. Nein, ich werde heute auch kein Vollkorn essen. Heute Morgen habe ich dann einen Naturjoghurt gegessen und einen Apfel dazu.

Irgendwie meine ich, dass ich an Entzugserscheinungen leide, denn ich komme mir etwas überdreht vor, so als ob ich mich an einer Steckdose aufgeladen hätte und jetzt nicht weiß, wohin mit dieser ganzen Energie.

Ich habe gelesen, dass, wenn man die Kohlenhydrate reduziert, der Körper mehr Eiweiß verwerten kann. Natürlich esse ich jetzt mehr tierische Produkte, ich muss ja irgendwie das Getreide ersetzen. O je, ich bekomme Angst, dass es mir schaden wird. Aber: Ich habe kein Völlegefühl mehr nach den Mahlzeiten und auch diese ständigen Blähungen haben sich gebessert.

Ich wundere mich, dass ich plötzlich gegen 5 Uhr am Morgen ohne Wecker wach werde und wieder viel besser aus dem Bett komme. Immer noch verbringe ich Stunden am PC um über die Ernährung, den menschlichen Körper, die Organe und den Stoffwechsel zu lesen. Der Mensch wäre an die tierischen Fette genetisch viel besser angepasst, als an Pflanzenöle. Es wird betont, dass fettarme Diäten krank machen würden.

10. August 2007

Seit einigen Tagen esse ich kein Brot mehr.

Die Brötchen fehlen mir schon sehr am Morgen und es fällt mir schwer, darauf zu verzichten. Seit Stunden lese ich wieder am PC und dieses Mal verwirrt mich ein Bericht, indem geschrieben wird, dass das Obst doch nicht so gesund sein soll, wie man sagt.

Früchte vitalisieren einen Afrikaner im heißen Klima, dagegen aber würden sie einen Eskimo devitalisieren. Obst wäre nicht für alle gut. Je heißer das Klima, desto besser verträglich seien die Früchte. Es wird empfohlen, das Obst immer nüchtern zu essen.

11. August 2007

Ich habe wieder Lust, Sport zu machen, denn ich schnaufe nicht mehr so wenn ich die Treppen rauf gehe. Außerdem merke ich, dass meine Hosen weiter geworden sind. Ich müsste mich wirklich mal auf die Waage stellen.

Ein Schreck! Ich habe 4 Kilogramm abgenommen. Ich werde doch nicht krank sein? Wie kann ich abnehmen, wenn ich abends noch eine große Portion Hähnchen mit Salat gefuttert habe? Früher habe ich öfters nur eine Scheibe Brot gegessen.

Und was mir auch noch auffällt, ich habe seit ein paar Tagen keine Tabletten gegen Sodbrennen gebraucht. Diese Säureblocker waren in den letzten Jahren mein ständiger Begleiter. Damals hatte man mir immer gesagt, dass ich Sodbrennen von tierischen Produkten bekomme. Ich bin jetzt sehr irritiert.

In einem Bericht wird behauptet, dass Brot schuld daran sei, dass so viele Menschen Magen-Darm-Probleme haben, wegen des Phosphors, dem Gluten, aber auch der erhitzten Stärke. Diese Stärke würde gären und dadurch eine ausgezeichnete Nahrung für Pilze und Bakterien darstellen.

12. August 2007

Die Brötchen am Morgen fehlen mir immer mehr und den Quark und die Eier habe ich langsam satt. Ich will schon gar nicht mehr frühstücken und koche stattdessen früher das Mittagessen. ABER: Ich spüre, dass es mir von Tag zu Tag besser geht, seit ich diese Kohlenhydrate weg lasse.

Der PC ist jetzt täglich an meiner Seite und ich lese und lese. Heute erfuhr ich in einem Artikel, dass es am besten sei, rohes Fleisch zu essen! Dieser Saft, der beim Braten entsteht (auch Fleischsuppe), wäre schädlich. Den sollte man weg schütten.

Aber rohes Fleisch? Nein Danke. Das kann mich jetzt nicht überzeugen. Zum Schluss fiel mir ein Satz am Ende eines Berichtes auf, indem geschrieben wird:

Wer will, findet einen Weg, wer nicht will, findet eine Ausrede.

13. August 2007

Ich stehe immer noch morgens gegen 5 Uhr auf, ohne Wecker und bin sofort hell wach. Mein Mann, der mich vorher immer wecken musste, wundert sich schon und macht sich langsam Sorgen. Aber ich fühle mich den ganzen Tag über fit und denke sogar wieder daran, laufen zu gehen. Mein Gott, früher habe ich zwei Mal in der Woche bis zu 15 km gejoggt.

Meine Schreibarbeit und journalistische Tätigkeiten bewältige ich im Moment doppelt so schnell als vorher, ich wundere mich über mich selbst.

Im Moment lasse ich das Frühstück weg, denn ich kann keine Eier, Joghurt, Quark und Wurst mehr sehen. Ich mache mir langsam Sorgen um meinen Cholesterinspiegel, weil ich doch viel mehr tierische Produkte esse. Aber ich esse auch viel mehr rohe Möhren, Paprika, Gurken, Tomaten und Salat sowie Gemüse.

Ich möchte auf Öl soweit verzichten und lege jetzt das Fleisch in die heiß gewordene Pfanne. Besonders Geflügel und Hackfleisch kann man sehr gut ohne Öl braten.

Abends gehe ich jetzt regelmäßig an meinen PC um mich weiter zu informieren. Dabei stoße ich auf einen Bericht, der in einem Forum geschrieben wurde.

Dort berichtet eine Frau, dass sie von ihrem Arzt vor einem halben Jahr auf die Ernährung Low-Carb gesetzt wurde, weil ihr Cholesterinspiegel über 280 war. Innerhalb 2 Monaten war er dann runter auf 250 und auch ihr Blutdruck hätte sich normalisiert, sowie ihre vorher erhöhten Harnsäure-Werte.

Was ist das für eine Ernährung, diese Low-Carb Ernährung?

14. August 2007

Heute Morgen war ich wegen einer Blutabnahme bei meinem Arzt und man hat mir wieder den Nüchtern-Blutzuckerspiegel gemessen. Von 175 (am 31.07.07) ist er zurückgegangen auf 150.

Mein Arzt war begeistert, hat mich gefragt, was ich gemacht habe. Eigentlich wollte er mich heute auf Tabletten einstellen, aber jetzt will er noch auf das neue Ergebnis vom Labor warten. Er gibt mir ein Blutzuckerspiegel-Messgerät mit, das mir seine nette Sprechstundenhilfe genau erklärte. Ich soll jetzt über mehrere Tage ein Tagesprofil erstellen.

Es geht mir immer besser. Mein Unwohlsein und Sodbrennen sind total verschwunden und ich fühle mich viel wohler.

Aber ich soll doch Diabetes Typ 2 haben? Ich bin doch krank!

Seit gestern Abend lese ich in einem Forum (ist eigentlich ein Forum zum Abnehmen) viele Berichte, auch von Diabetikern, die durch Low Carb bessere Werte bekommen haben. Andere schreiben, dass sie durch diese Ernährung, viele Pfunde verlieren und sich so gut wie nie fühlen würden.

Ich war auf meine Ergebnisse am 24. dieses Monats gespannt.

15. August 2007

Ich habe wieder angefangen, zum Frühstück einen Joghurt und einen Apfel zu essen. Zum Mittag gibt es einen Blumenkohl mit Käse überbacken. Dazu einen Salat. Abends dann habe ich doch wieder Lust auf Fleisch und esse 2 Wiener zu einem Salat. Ich richte mich jetzt ganz nach meinem Bauchgefühl.

Natürlich lese ich wieder in diesem Forum und es geht um Kohlenhydratarme Diäten. Dafür gibt es die Abkürzung LC, was Low Carb heißen soll. Und man spricht davon, nur 3 Mahlzeiten am Tag zu sich zu nehmen und darauf zu achten, dass zwischen jeder Mahlzeit 5 Stunden liegen. Das würde unkontrolliertes Knabbern vermeiden.

16. August 2007

Heute wird der erste Tag sein, wo ich nur noch drei Mahlzeiten zu mir nehme. Mal sehen, wie es funktioniert.

Beim Einkaufen heute Morgen bin ich an einer Bäckerei vorbei gekommen und es hat so köstlich nach frischen Brötchen gerochen. Mein Gott, hätte ich Lust gehabt, in so ein Teil hinein zu beißen. Oder so ein saftiges Kaffeeteilchen (im Saarland sagen wir dazu Kaffeestückchen).

Abends lese ich in diesem Forum weiter, dass man, wenn man schnell abnehmen will, nur maximal 35 Kohlenhydrate pro Tag zu sich nehmen sollte. Wer sein Gewicht halten möchte, dagegen 60 KH (Kohlenhydrate) essen darf.

17. August 2007

Das Einhalten der drei Mahlzeiten fällt mir sehr schwer, aber ich tröste mich damit, dass ich so viel zu jeder Mahlzeit essen kann, bis ich satt bin. Komisch ist nur, dass ich irgendwie schneller satt bin, seit ich die Kohlenhydrate reduziert habe. Der Heißhunger ist total verschwunden, ich habe überhaupt keine Blähungen mehr und der leichte Schwindel am Anfang ist auch weg.

18. August 2007

Ich war heute Morgen im Supermarkt einkaufen. Zum ersten Mal habe ich mir die Kohlenhydrat-Angaben auf den Lebensmitteln angesehen und nicht die Kalorientabelle. Da gab es Essig-Gurken, die auf 100 g - 10 g Kohlenhydrate haben, aber andere Gurken nur 2 g KH auf 100 g. Joghurt hat schon 8 g KH auf 100 g wo dagegen der Quark nur die Hälfte KH hat.

Im Forum habe ich gelesen, dass man auch Nüsse zwischendurch naschen darf. Die habe ich wegen ihrer Kalorien immer gemieden. Nun stand ich vor dem Regal und schaute nach Erdnüssen. Und da muss man auch noch aufpassen, denn es gibt auch welche mit Ummantelungen oder welche mit Glutamat. Ich habe mir auch eine Dose Macadamia Nüsse gekauft, die noch weniger KH haben als Erdnüsse. 50 g dieser Nüsse, könnte man schon am Tag essen.

19. August 2007

Zum Frühstück gab es heute Morgen für die ganze Familie ein amerikanisches Rührei mit Speck. Dazu habe ich einen großen Rohkostteller gereicht mit Möhren, Paprika, Tomaten, Salatgurken,

Radieschen, alles in Streifen geschnitten. Anschließend ging es auf eine lange Radtour. Wir waren viele Stunden satt bis zum frühen Abend.

Abends habe ich in den Rezepten vom Forum gestöbert und war sprachlos, dass man mit Mandelmehl (gemahlene Mandeln) Brötchen backen konnte. Aber schmecken die nicht süß? Gemahlene Mandeln kannte ich nur bei süßem Gebäck. Gleich Morgen würde ich mir alle Zutaten kaufen gehen.

20. August 2007

Mein Blutzuckerspiegel zeigte heute Morgen 120 an. Ich war Happy. Dann kann doch diese Ernährung, die sich Low Carb nennt, gar nicht so verkehrt sein! Aber was wird mein Cholesterinspiegel sagen?

Nach meinem Frühstück, ich hatte Hüttenkäse mit Apfelstückchen, machte ich mich auf den Weg zum Einkaufen. Natürlich war ich ganz gespannt, wie die Brötchen wohl schmecken würden.

Hier nun das Rezept:

Zutaten:

3 Eier (schaumig rühren)

120 g Joghurt

1 EL Quark

50 g geschmolzene Butter

1 Teelöffel Natron, ½ Teelöffel Salz

400 g Mandeln (gemahlen)

100 g Sonnenblumenkerne, 100 g Sesam

Die Zubereitung ist wie bei einem Kuchen. Aber, anstatt es in eine Kuchenform zu füllen, dachte ich mir, gebe ich den Teig in die Muffin-Form. Bei 160 Grad habe ich sie zirka 40-45 Minuten gebacken. Hat das so herrlich gerochen. Ich war ganz gespannt, wie die schmecken würden.

Sie schmeckten super köstlich. Konnte gar nicht abwarten, sie als Brötchen-Ersatz zu probieren. Ich strich mir etwas Butter darauf, die ich ja auch wieder essen durfte, und belegte mir das Low-Carb Brötchen mit Käse und ein paar Scheiben Salatgurken.

Einfach super! Mein Gott, jetzt hatte ich endlich wieder Brot zum Frühstück. Nur das nächste Mal werde ich mir die doppelte Menge backen und einfrieren.

21. August 2007

Mein Frühstück heute Morgen war einfach toll. Ich bin total begeistert. Die Brötchen habe ich in der Mitte geteilt und eine Hälfte mit Salami und die andere Hälfte mit Käse gegessen. Dazu eine halbe Paprika und eine Tomate. Hat das so gut geschmeckt.

Von meiner Freundin Claudia habe ich heute ein dickes Lob bekommen, für mein Durchhalten. Ja, jetzt ist es auch noch leichter, wo ich doch so was wie einen Brotersatz habe. Auch meiner Familie schmecken diese Low-Carb Brötchen sehr gut.

22. August 2007

Mein Abendprogramm sieht jetzt so aus, dass ich mich im Forum nach weiteren Rezepten und Berichten umsehe. Außerdem bekomme ich jetzt immer Antwort auf meine Fragen, was die Ernährung Low Carb genau ist. Sie schreiben, dass man koffeinfreien Kaffee trinken sollte, weil das Koffein das Abnehmen behindern würde. Ebenso bei all den verschiedenen Cola-light Getränken. Dies kann ich nicht bestätigen. Ich trinke meinen Kaffee weiter.

23. August 2007

Heute Morgen hätte ich auch wieder mein Tischgebet sprechen können: Vaterunser, gib uns unser tägliches Brot….

Diese Körnerbrötchen schmecken auch prima mit Quark und Radieschen drauf. Ich blühe wieder neu auf und habe auch wieder angefangen, an meinem Roman zu schreiben, den ich seit 2 Jahren in der Schublade liegen habe.

24. August 2007

Mein Blutzuckerspiegel liegt bei zirka 118 am Morgen. Ist das nicht super? Mein Mann und meine Tochter freuen sich auch darüber und spornen mich an, weiter zu machen.

Vielleicht brauche ich doch keine Tabletten zu nehmen?

25. August 2007

Ich werde jetzt mutiger was das Backen angeht und habe mir im Reformhaus Kichererbsen-Mehl gekauft. Ich will Pizza machen, denn die fehlt mir auch. Natürlich muss meine Familie auch probieren.

Hier nun das Rezept:

Zutaten:

4 Eier schaumig rühren

250 g Kichererbsen-Mehl

1 Prise Salz

¼ Liter Mineralwasser (oder etwas mehr)

Zubereitung:

Ich habe den Teig angerührt und noch etwas mit Wasser verdünnt und dann zirka ½ Stunde ruhen lassen. Als sie gebacken waren, strich ich auf die dünnen Pfannkuchen Tomatenmark aus der Tube und belegte sie mit frischen Tomaten, Gewürze, dünne Scheiben Champignons ein paar Scheiben Salami und oben drauf Käse. In 20 Minuten waren sie bei 200 Grad fertig gebacken.

Mein Mann hat zwar gemeint, dass sie nicht so wie eine richtige Pizza schmeckt, aber man kann es gut essen. Ich finde, es ist ein toller Ersatz für Pizza.

26. August 2007

Heute backe ich mir einen Vorrat von den Körnerbrötchen und den Kichererbsen-Pfannkuchen und werde sie einfrieren.

Ich hatte einen Blutzuckerspiegel von 110 heute Morgen, also haben diese Low Carb Speisen mir nicht geschadet. Im Google gibt es jede Menge Berichte über Low Carb und auch viele Bücher darüber, die leider sehr umständlich zu lesen sind.

Ich habe wirklich liebe Freundinnen mit denen ich über mein Hauptthema Low Carb reden kann. Sie loben mich, weiter damit zu machen und sind erstaunt, dass es solch eine Ernährungsumstellung gibt. Auch meine Freundin Sabine überlegt, ob Low Carb auch ihr helfen könnte, ihre Darmprobleme in den Griff zu bekommen.

27. August 2007

Die „normalen" Brötchen fehlen mir nicht mehr. Auch die Pizza nicht. ABER: Ich würde doch gerne auch mal wieder ein Stück Kuchen essen.

Leider ging das gestern schief mit dem Backen eines Käsekuchens. Das Rezept hörte sich so lecker an, das ich mir aus dem Forum heraus gesucht hatte. Der Kuchen fiel nach dem Backen komplett zusammen und schmeckte nach Gummi. Nein, das konnte man wirklich nicht essen.

28. August 2007

Eben hat mich Renate angerufen und mich gefragt, ob ich immer noch diese Low Carb Diät machen würde. Sie könnte nicht auf ihren geliebten Reis oder Kartoffeln verzichten und lobte mich, dass ich so eisern sei. Zur Kaffeezeit hätte ich wirklich gerne ein Stück Kuchen! Ich werde mir diese Kekse wovon so viele in diesem Forum schwärmten, auch einmal backen.

Hier nun das Rezept:

Zutaten:

6 Eier sehr schaumig rühren

180 g Butter schmelzen

1 Päckchen Backpulver

4 EL flüssigen Süßstoff

1 Backaroma Vanille

200 g gemahlene Mandeln

200 g Eiweiß-Pulver

30 Minuten bei 180 Grad gebacken.

<u>Zubereitung:</u> Wie bei einem Kuchen

Aber was ist dieses Eiweiß-Pulver und wo bekomme ich das her? Im Forum erklärten sie mir, in vielen größeren Supermärkten ist das Pulver für ca. 8-10 Euro zu erhalten und gilt als Mehlersatz für Low Carb Backwaren. 100 g haben ca. 1,5 KH!

<u>29. August 2007</u>

Meine Welt ist fast wieder in Ordnung. Mir geht es blendend wie schon lange nicht mehr. Ich könnte Jeden umarmen und ich bin so froh, dass ich auf diese Ernährungsumstellung gestoßen bin. Heute bin ich mir ganz sicher, dass das für mich das Beste war, was mir in der letzten Zeit passiert ist.

Die Diagnose Diabetes hat für mich den Schrecken verloren.

Und diese Kekse sind einfach mega super, super lecker! Ich habe mir heute Nachmittag drei Kekse genehmigt zu einem kleinen Milchkaffee (wenig Milch).

<u>30. August 2007</u>

Ich war heute Morgen wieder bei meinem Hausarzt und er war mehr als zufrieden mit mir. Ich musste ihm erzählen, welche Ernährungsumstellung ich mache.

Er entschied, dass ich vorerst keine Tabletten zu nehmen brauche und ich sollte mich in der Diabetiker-Schulung anmelden.

31. August 2007

Meine Jugend-Freundin Helga, die Krimi-Autorin (Riemenschneider-Serie) hat mir heute erzählt, dass eine Bekannte durch so eine „Kohlenhydratarme Ernährung" viel bessere Rheumawerte bekam und ihre Tabletten um die Hälfte reduzieren konnte. Wow, dachte ich, auch dagegen ist Low Carb gut.

Im Google fand ich auch noch einen weiteren Bericht, indem die positive Wirkung dieser Low-Carb Ernährung bei Migräne Patienten beschrieben wurde.

01. September 2007

Ich habe gute Unterstützung durch meine Familie und meine lieben Freunde, die mich immer wieder loben und es großartig finden, dass ich so leben kann. Fast alle sagen sie mir, dass sie selbst nicht ohne Brot, Kartoffeln und Co. auskommen könnten.

Doch, es geht! Ich bin doch das beste Beispiel.

Ich sehe die Diagnose „Diabetes" nicht mehr als Negativ an, sondern es war wohl der Hammer von Oben, dass (s)ich etwas ändern musste!

03. September 2007

Heute habe ich zum ersten Mal einen Kuchen gebacken.

Hier nun das Rezept:

Zutaten:

5 Eier schaumig rühren

100 g Butter schmelzen

1 Backaroma Vanille, 2 EL flüssigen Süßstoff

250 g gemahlene Mandeln

1 Pack Backpulver

3 gut gehäufte EL Eiweißpulver

3 gut gehäufte EL Mascarpone, 3 gut gehäufte EL Quark

Zubereitung: Wie bei einem Kuchen!

Bei 160 Grad zirka 40-50 Minuten backen. Mein Gott, das war der beste Kuchen, den ich seit langer Zeit gegessen habe.

04. September 2007

Natürlich gab es heute zum Frühstück ein Stück Kuchen, und darauf habe ich noch zwei Esslöffel Quark getan. Ganz, ganz, lecker, kann ich nur sagen.

Die Nebenwirkungen dieser Diät, die ja keine Diät ist, sondern eine Ernährungsumstellung, hat mir auch 6 kg weniger auf der Waage gebracht. Das ist doch ein positiver Nebeneffekt!

05. September 2007 – 22. September 2007

Ich lebe „ohne Ausnahme" nach den Richtlinien der Low-Carb Ernährung mit zirka 40-50 KH pro Tag.

Zum Frühstück gibt es abwechselnd mal weiche Eier oder ein Körnerbrötchen, oder die Kekse, oder auch ein Stück Kuchen, Quark, Hüttenkäse oder Joghurt mit Obst.

23. September 2007

Gestern Abend bin ich auf Berichte gestoßen, die mich wieder verwirrt haben. Jetzt weiß ich wieder nicht, ob ich auf dem richtigen Weg bin mit meiner Low-Carb Ernährung. Ich komme mir so hilflos vor und ich bin hin und her gerissen.

Zum Mittagessen habe ich jetzt Geflügel im Backofen und dazu wird es einen Rohkostteller geben und einen Blumenkohl, ganz ohne Soße, nur mit wenig Butter. Zum Abendessen gibt es Geflügelsalat mit ganz wenig Mayo und dazu einen Eisbergsalat.

24. September 2007

Als ich heute von meinem Arzt meine Blutwerte mitgeteilt bekam, strahlte ich über das ganze Gesicht. Ich glaube, ich hatte seit langer Zeit nicht so gute Blutwerte wie heute. Außerdem hatte ich 7 kg an Gewicht verloren, und das ohne zu Hungern.

Natürlich wollte mein Arzt genau wissen, wie ich das gemacht habe und ich erzählte ihm von der Low-Carb Ernährung. Beim Abschied lobte er mich noch einmal und meinte, dass ich auf einem guten Weg sei.

15. Oktober 2007

Mein Hausarzt will mich nicht aus den Augen verlieren. Also gab ich ihm wieder etwas Blut von mir und er lobte mich wieder. Alles in Ordnung! Auch das Tagesprofil, das ich zu Hause gemacht habe, war sehr gut.

Er hat mich jetzt in das Gesundheitsprogramm der Krankenkasse eingeschrieben und ich sollte mich bei einer Diabetiker-Schulung anmelden.

05. November 2007

Ich habe den ersten Tag der Diabetiker-Schulung hinter mich gebracht und bin sehr davon enttäuscht. Die Damen haben zwar kompetent ihr Programm abgespult, aber leider nicht nach meiner Ernährungsform.

Am Abend berichtete ich dann meiner Familie und meinen Freunden, dass ich aber die Einzige dort in dieser Schulung bin, die keine Tabletten oder Insulin brauche.

06. November 2007

Alle Teilnehmer waren überrascht, dass ich durch eine Low-Carb Ernährung, von DER noch keiner gehört hatte, wieder normale Blutwerte bekommen habe. Aber leider ließ man mich nicht zu viel davon berichten. Man sagte mir, dass der Unterricht jetzt weiter gehen musste.

Die eine Kursleiterin schaute mich von da an immer sehr ernst an, wenn sie von Kohlenhydraten erzählte, die die anderen Teilnehmer doch essen könnten. Sie meinte, man dürfe doch eine kleine Portion Kartoffeln, Reis, Nudeln oder Brot essen. Und ich schüttelte innerlich jedes Mal den Kopf.

07. November 2007

Am liebsten würde ich jetzt nicht mehr in diese Schulung gehen, da mir das Programm nicht das vermittelte, was ich jetzt zu meiner Ernährung gebrauchen könnte.

Ich wollte öfters von meiner Ernährung erzählen, aber man ließ mich nicht. Außerdem war ich von den Teilnehmern enttäuscht, weil es keinen interessierte, wie ich das mit der Ernährung mache. Ich konnte es nicht fassen, dass diese Menschen doch lieber Pillen schluckten als etwas an ihrer Ernährung zu ändern.

08. November 2007

Heute Morgen ging es einer älteren Dame nicht so gut. Sie hatte wohl etwas weniger Kohlenhydrate gegessen, aber auf die Dosis ihrer Medikamente nicht geachtet. Bei der Messung hatte sie nur einen Blutzucker von 60. Man gab ihr schnell Traubenzucker und sie sollte jetzt mehr essen. Sie sagte, dass sie öfters solch tiefe Messungen hätte und man sagte ihr, dass sie dann mehr essen sollte. Dabei sollte sie aber abnehmen. Wie jetzt?

Und ich fragte die Beraterin, warum man nicht die Medikation ändern sollte! Erst nachdem ich das gesagt hatte, empfahl man ihr für Morgen nur mal eine halbe Tablette zu nehmen.

Anschließend erzählte mir die Schulungsleiterin, dass das Gehirn doch die Kohlenhydrate bräuchte!

Nach so einer langen Zeit, bin ich jetzt sicherlich schon verblödet!

Meine Argumente, dass ich ja durch Gemüse, Obst, Quark, Joghurt oder Hüttenkäse meine Kohlenhydrate bekäme, konnte sie nicht zerschlagen, wollte aber nicht näher darauf eingehen.

09. November 2007

Wichtig ist, dass Diabetiker Sport machen! Das wurde in dieser Schulung auch vermittelt, und da muss ich diesen Leiterinnen vollkommen Recht geben.

Zum Ende dieser Schulung blieb ich die Einzige, die festhielt an meiner Ernährungsumstellung mit Low Carb und ich hatte auch die besten Zuckerwerte!

Alle anderen essen „doch" ihre, wenn auch weinige Kohlenhydrate in „kleinen" Portionen mit Kartoffeln, Reis, Nudeln, und denken weiterhin, dass Vollkornbrot so gesund sei, dass es den Diabetikern nicht schadet. Und zwischendurch puschen sie sich mit Traubenzucker…

17. Dezember 2007

Heute hatte ich wieder eine Blutuntersuchung und mein Arzt war Happy. Er sagte mir, wenn er doch noch mehr solche Patienten wie mich hätte. Es wäre sehr, sehr schwierig, die Menschen zu überreden, eine andere Ernährungsform zu wählen. Bis jetzt bin ich bei ihm die Einzige, die das mit Low Carb gemacht hat.

Bis heute haben alle Diabetiker, die ich ansprach, nichts von Low Carb gehört und sahen mich nur erstaunt an. Und ich bin auch sehr erstaunt, dass sie sich nicht über Alternativen erkundigt haben.

19. Dezember 2007

Ich werde gefragt, wie ich das zu Weihnachten machen würde, wo ich doch keine Plätzchen backen kann.

Doch, ich kann diese feinen Plätzchen backen, und auch Kuchen. Ich habe mich im Internet viel informiert und jede Menge Rezepte gesammelt und auf meinen Geschmack umgeändert. Manche Rezepte konnte ich in den Müll werfen, und Andere backe ich immer wieder. Weihnachten ist gerettet.

Diese Kekse sind so lecker, dass ich das Rezept schon sehr oft weiter geben musste.

29. Februar 2008

Mir geht es sehr gut. Meine Blutzuckerwerte sind besser als nie zuvor. Ich fühle mich fit, treibe Sport und auch geistig fehlen mir die Kohlenhydrate nicht. Ich bin durch die Low-Carb Ernährung kein Genie geworden, mache immer noch Fehler, aber es geht mir sehr gut. Natürlich werde ich regelmäßig zur Blutuntersuchung gehen und auch gelegentlich ein Tagesprofil erstellen.

Ich wünsche allen Diabetikern, dass sie den Mut aufbringen, es einige Wochen mit der Ernährungsumstellung Low Carb zu versuchen. Wenn hier der Eindruck entstanden sein sollte, dass ich für diese Ernährungsform Reklame mache, so tut es mir leid. Es ist meine eigene Erfahrung die ich Euch gerne mitteilen wollte.

Low Carb Informationen

Was ist Low Carb und gegen welche Krankheiten wird sie eingesetzt?

Low Carb (LC) ist ein englischer Begriff und bedeutet: „wenig Kohlenhydrate". Es geht darum, die Kohlehydratzufuhr in der täglichen Nahrung deutlich zu reduzieren. Es gibt sehr viel Literatur zum Thema Low Carb – ob Anhänger oder Gegner der LC-Ernährung, die Sachverhalte werden unterschiedlich beschrieben.

Die LC Ernährung wird bei folgenden Krankheiten eingesetzt:

- Diabetes Typ 2
- Rheuma
- Gicht
- Migräne
- Verstopfung
- Blähungen
- Magen- und Darmerkrankungen
- Sodbrennen
- Krebs
- Epilepsie

- Übergewicht

- Erhöhten Cholesterinwerten

- Chronischen Entzündungsprozessen der Schleimhäute

- AD(H)S

- Hautausschlägen oder Akne

Positiv könnte sich die Low Carb-Ernährung auch auf folgende Krankheiten auswirken:

- Schizophrenie

- Parkinson

- Alzheimer

- Autismus

- Wechseljahresbeschwerden

- Pubertät

Eine „Kohlenhydratarme Ernährung" korrigiert den gestörten Stoffwechsel und hilft das Übergewicht zu verringern. Der Blutzucker wird durch diese Ernährungsweise stabilisiert. Diese Art der Ernährung entlastet den Körper in vielen Bereichen. Bei einer Reduzierung der Kohlenhydrataufnahme wirkt sich das nicht nur positiv auf den Blutzuckerspiegel aus, sondern auch auf die Bauchspeicheldrüse. Sie schaltet bei der Produktion des Hormons Insulin einen Gang runter, dadurch wird die Gefahr gebannt an Diabetes zu erkranken. Eine „Kohlenhydratarme Ernährung" bedeutet nicht auf Kohlenhydrate völlig zu verzichten. Diese Ernährung steht für eine verminderte Aufnahme von Kohlenhydraten. Die Befürchtung bei der Ernährungsumstellung eine Mangelerscheinung zu bekommen, kann widerlegt werden.

Eine ausreichende Zufuhr von Kohlenhydraten durch den Verzehr von:

- Gemüse
- Milch
- Quark
- Joghurt
- Nüsse
- Obst (kein Steinobst oder Bananen)

wird gewährleistet.

Entscheidend ist immer, wie hoch der Zuckeranteil (Kohlenhydrate) ist, der in dem jeweiligen Lebensmittel steckt. Das Hormon Insulin (blutzuckersenkend) ist entscheidend am Wachstum der Fettdepots beteiligt. Wenn wir viele Kohlenhydrate essen, wird viel Insulin ausgeschüttet, das den Blutzuckerspiegel wieder senkt.

Insulin ist ein Masthormon. Essen wir zu viele Kohlenhydrate, verbrennt unser Körper weniger Fett. Das gute HDL-Cholesterin sinkt und die Triglycerid-Werte erhöhen sich. Das schlechte LDL-Cholesterin wird aggressiv. Es entsteht nicht selten eine Diabetes mellitus Typ 2, Herzinfarkt oder Schwangerschaftsdiabetes.

Es gibt viele Bezeichnungen für Zucker:

- Lävulose
- Fructose

- Farin

- Glucosesirup

- Saccharose

- Glucose

- Dextrose

- Maltrodextrose

- Invertzucker

- Maltrose

- Lactose

Auch der Milchzucker, Fruchtzucker, brauner Zucker, Rohrzucker oder Traubenzucker sind keine guten Zuckerarten. Steht auf den Lebensmittelverpackungen „ohne Zucker", bedeutet dies: Es wurde kein Haushaltszucker (Saccharose) verwendet oder hinzugefügt. Aber Vorsicht, dennoch können andere Zuckerarten zum Einsatz gekommen sein. Glukose besteht aus einer ringförmigen Verbindung, sechs Kohlenstoff Atomen und jedes dieser sechs Atome hat vier chemische Bindungen. Die linksdrehende Vergärung der Kohlenhydrate kann der Mensch nicht so gut abbauen. Rechtsdrehende Milchsäuren (Fleisch) dagegen sind nicht so gefährlich. So wird es immer noch behauptet!

Viele Menschen haben eine Übersäuerung des Gewebes durch zu viele Kohlenhydrate und nicht, wie oft angenommen wird, durch den Genuss von zu viel Fleisch und tierischem Eiweiß. Wer mehr über Glukose erfahren möchte, siehe Wikipedia:

http://de.wikipedia.org/wiki/Glucose

Es ist schon eine Lebensumstellung kohlehydratarm zu essen, besonders im Kreise der Familie und bei Freunden werden die Essgewohnheiten anfangs kritisiert und in Frage gestellt. Die kohlenhydratarme Ernährungsform „Low Carb" ist ein großer Schritt in Richtung eines wesentlich gesünderen Lebens und ein Weg aus dem größten Ernährungsdilemma unserer Zeit, denn letztendlich kommt es darauf an, was aus der Nahrung herausgeholt wird, und das kann ganz unterschiedlich sein. Eine gesunde Ernährung heißt vor allem möglichst natürliche und abwechslungsreiche Kost und wer auf die Kohlenhydrate in der Ernährung achtet, braucht keine Diät. Bewusstes Essen gepaart mit Bewegung hält fit und macht Spaß. Das allgemeine physische, physiologische und auch sozial-psychologische Wohlbefinden des Menschen liegt in der direkten Verbindung mit der Qualität der aufgenommenen Nahrung.

Unsere Gesundheit ist das Wichtigste in unserem Leben. Ihr Stellenwert wird oft erst bei Krankheit oder mit zunehmendem Alter erkannt. Jeder kann frei entscheiden, wie er sich ernährt und hat damit großen Einfluss auf seine Gesundheit. Unser Immunsystem schützt uns vor Krankheitserregern wie Bakterien oder Viren und solange unsere körpereigene Abwehr funktioniert, stellt sie eine wirkungsvolle Barriere für Krankheitserreger dar. Ist unser Immunsystem jedoch geschwächt, haben Krankheiten ein leichtes Spiel. Während Affen instinktiv wissen, was ihre richtige und gesunde Ernährung ist, wissen Menschen das schon längst nicht mehr, denn sie haben ihren Instinkt für gesunde Ernährung verloren. Im Tierreich gibt es keine ernährungswissenschaftlich tätigen Experten - jedes Tier ernährt sich seiner Art und seiner Veranlagung entsprechend.

Zum Beispiel wurde bis heute noch kein Bussard gesichtet, der früchteschmausend im Apfelbaum saß. Auch fehlen Augenzeugenberichte, nach denen Wölfe über Weiden streifen und sich das saftige Gras schmecken ließen. Jedes Tier bleibt der natürlichen

Nahrung seiner Art treu und der Gesundheitszustand unserer Tiere zeigt, dass es sich um eine gesunde Ernährung handelt. Bei „wildlebenden" Tieren konnte keine einzige der typischen Zivilisationskrankheiten diagnostiziert werden – oder haben sie schon mal einen übergewichtigen Löwen gesehen? Ausgewogen zu essen ist gar nicht so schwierig. Ob man tatsächlich die Weisheit mit Löffeln essen kann und ob Schokolade glücklich macht, ist wissenschaftlich nicht bewiesen. Es gibt weder bestimmte Lebensmittel noch Zauberpillen, die man nur zu schlucken braucht, um eine „Intelligenzbestie" zu werden.

Die Intelligenz ist angeboren und kann nicht durch bestimmte Nahrungsmittel gesteigert werden. Die Konzentrationsfähigkeit und die Funktion bestimmter Gehirnvorgänge hingegen kann mit der richtigen Ernährung positiv beeinflusst und in Schwung gehalten werden. Natürlich werden wir durch Lebensmittel nicht klüger. Die in ihnen steckenden Vitamine und Mineralstoffe können jedoch Leistungstiefs, Konzentrationsschwäche, Stress und Müdigkeit vorbeugen. Wer aber versucht, durch Supplemente seine Hirnleistung zu fördern, kann vielmehr genau das Gegenteil erreichen. Zum Beispiel „Tryptophan im Übermaß" macht müde und zu viele Omega-6-Fettsäuren schädigen das Nervensystem.

Das Gehirn ist das Organ des Menschen, das am meisten Fett enthält. Es ist besonders reich an instabilen ungesättigten Fettsäuren. Dadurch ist die Gefahr, von „freien Radikalen" angegriffen und zerstört zu werden, für die Membranen der Nervenzellen besonders hoch und da das Gehirn außerdem extrem viel Sauerstoff verbraucht, entstehen im Gehirn ohnehin größere Mengen „freier Radikale" als in anderen Organen. Schäden an den Gehirnnerven können jedoch die Gehirnleistung nachhaltig schmälern und sogar zu degenerativen Gehirnerkrankungen wie Demenz und Morbus Alzheimer führen.

Noch immer wird der Geschmacksverstärker Glutamat in unzähligen Fertignahrungsmitteln und Würzmitteln eingesetzt, obwohl bekannt ist, dass Glutamat gesundheitsschädlich ist.

Im Unterschied zu den bekannteren Rauschgiften, die high machen, erzeugt Glutamat künstlich Appetit, weil es die Funktion unseres Stammhirns stört. Das Stammhirn „limbisches System" regelt neben den elementaren Körperfunktionen unsere Gefühlswahrnehmung und den Hunger.

Glutamat könnte folgende Störungen verursachen:

- Depressionen
- Chronische Verstopfung der Nasenschleimhäute
- Herzjagen
- Herzklopfen
- Hirnschäden (Läsionen)
- Hyperaktivität
- Konzentrationsschwäche
- Wachstumsstörung
- Schweißausbrüche
- Mundtrockenheit
- Sodbrennen
- Ungewöhnlicher Durst
- Frösteln
- Gerötete Hautpartien
- Stresswirkungen

- Gesichtsmuskelstarre

- Kopfschmerzen

- Nackentaubheit

- Gliederschmerzen

- Allgemeine Schwäche

- Magen- und Darmprobleme

- Übelkeit

- Erbrechen

- Durchfall

- Bluthochdruck

- Migräne

- Begünstigt Alzheimer

- Multiple Sklerose

- Parkinson

- Augenschäden

- Heißhunger

Inzwischen weiß man, dass Glutamat bei Krankheiten wie Alzheimer, Multipler Sklerose oder Parkinson eine unheilvolle Rolle spielt. Die Sinneswahrnehmung wird deutlich eingeschränkt und die Lernfähigkeit und das allgemeine Konzentrationsvermögen nehmen nach Einnahme von Glutamat bis zu mehrere Stunden lang nachhaltig ab. Bei Allergikern kann Glutamat epileptische Anfälle bewirken oder sogar zum Soforttod durch Atemlähmung führen. Nach Meinung des an der Hirosaki Universität in Japan tätigen Forschers Dr. Ohguro ist Glutamat auch für eine Schädigung der Augen verantwortlich.

Fest steht aber, dass Konzentration und Lernfähigkeit durchaus mit einer intelligenten Auswahl der Speisen und Getränke verbessert werden können. Und wer sich so ernährt, dass er weniger vergisst, hat auch gleich bessere Laune. Die Wechselwirkung von Ernährung und Gesundheit ist evident und gerade angesichts der Kostenexplosion im Gesundheitswesen sollte sich jeder darauf besinnen, was er selbst für seine Gesundheit tun kann. Man muss auch kein Ernährungswissenschaftler sein, um eine gesunde und schmackhafte Ernährung, die sich nebenbei auch positiv auf eine schöne Haut und Haare auswirkt, auf den Tisch zu zaubern.

Es ist kein Wunder, dass sich Mangelerscheinungen zuerst an Haut, aber auch an Nägeln und Haaren bemerkbar machen. Viele einseitige Diäten wirken sich in der Regel negativ auf unseren Körper aus. Gepflegt wird die Haut von außen, aber ernährt und aufgebaut wird sie durch unsere tägliche Nahrung. Unser Verdauungssystem löst die Nährstoffe aus der Nahrung und unser Blutkreislauf bringt sie an die Stellen, wo sie gebraucht werden, bis in jede Hautzelle. Gleichzeitig nimmt das Blut die Abbaustoffe auf, transportiert sie zur Entgiftung in Leber und Niere und übernimmt die Entsorgung. Je reibungsloser dieser Ab- und Aufbau funktioniert, desto schöner werden wir.

Der Mensch hat durchschnittlich 100.000 Haare. Ein Haar fällt spätestens nach sechs Jahren aus und macht einem neuen Haar Platz. Damit kräftige Haare wachsen, die fest in der Kopfhaut verankert sind, benötigt der Körper Bausubstanz und wichtige Hilfsmittel in Form von Vitaminen und Spurenelementen. Die Grundsubstanz der Haare ist Eiweiß. Omega-3 Fettsäuren sorgen für eine gesunde Kopfhaut und schönes Haar. Eine kohlenhydratarme Ernährung (Low Carb) sorgt für einen hohen Gehalt an Omega-3 Fettsäuren (Lachs, Rindfleisch, Eier, Leinsamen etc.). Die Haarwurzelzellen gehören mit zu den teilungsaktivsten Zellen des menschlichen Körpers und erfordern einen hohen Stoffwechselumsatz, der viele Nährstoffe wie Vitamine und Spurenelemente benötigt. Da der Körper von vielen dieser Substanzen keine Depots bilden kann, muss er sie in ausreichenden Mengen über die Ernährung aufnehmen.

Viele Menschen leiden heutzutage unter einer Zivilisationskrankheit wie zum Beispiel: Diabetes, Darmerkrankung, Krebs, oder Depressionen. Natürlich sind die erwähnten Erkrankungen ein Stachel im Fleisch unseres Alltags und bringen uns um den Schlaf. Schon seit vielen Jahren versuchen nun die Wissenschaftler eine erfolgreiche Methode gegen all diese vielen Zivilisationskrankheiten zu finden. Besonders die Pharmaindustrie verspricht mit magischen Pillen manche Krankheit zu heilen, aber immer mehr Menschen müssen sich trotz aller Bemühungen mit ihrer Krankheit abfinden. Die kohlenhydratarme Ernährungsform (Low Carb) könnte ein mächtiger Verbündeter sein und vielleicht ein Retter für manche Kranken.

Low Carb Gegner schreiben immer, dass es bei einer kohlenhydratreduzierten Ernährung zu den berüchtigten Konzentrationsschwächen oder zu schlechten Gehirnleistungen kommen könnte. Ich kann aber bestätigen, dass meine Zeit mit Low Carb eine gute Zeit ist, denn ich konnte mit dieser Ernährungsmethode meine Gesundheit verbessern. Probieren Sie es doch selbst einmal aus und leben Sie ein paar Wochen nach Low Carb.

Wer wagt es, die Ursachen der seit Jahrzehnten schleichenden Krankheiten mit Konservierungs- und Bleichverfahren des Getreidekornes in Verbindung zu bringen? Der englische Ernährungsforscher Mr. Abel Haywood hat das Brot und das Getreide „Stoffe des Todes" genannt. Er schrieb: Durch die unverdaute Stärke (im Mehl, Kartoffeln, Reis etc.) entstehen Darmpilze.

Zum Beispiel mag es der Candida-Pilz feucht und wächst prächtig (meist im Dünndarm) bei regelmäßiger Nahrungszufuhr durch Kohlenhydrate (Zucker). Die Stärke jedes Mehles bildet Kohlensäure und Alkohol. Im 19. Jahrhundert kannte man keine Feinmehle oder Weißmehle. Es war damals nicht möglich, die Keimanlage des Getreidekorns vor dem Vermahlen restlos zu entfernen. Das gemahlene Mehl mit dem Keim lässt sich nicht aufbewahren. Die Proteine, Öle und Vitamine in der Keimanlage werden im gemahlenen Zustand schnell ranzig und bitter.

Es wurden an Versuchstieren, die mit gebleichten Mehlen gefüttert wurden, Krampfzustände beobachtet, die von einer menschlichen Epilepsie nicht zu unterscheiden waren. Petra Platte schreibt in ihrem Buch: „Epilepsie – Heilung durch ketogene Diäten", dass es viele Volkskrankheiten durch dieses Brot gibt. Am schlimmsten ist das Backen und Erhitzen. Zusätzlich kommen durch Backpulver nicht nur Kalium oder Natrium hinzu, sondern auch das gefährliche Aluminium. Diese vielen Backhilfsmittel kommen zum großen Teil aus dem Kohlenteer und können Krebs erzeugen. Mr. Haywood erklärte, dass die erdigen Stoffe im Brot wie auch im Brunnenwasser viele tote Mineralstoffe enthalten. Dadurch wird der Mensch im Laufe seines Lebens vom beweglichen Zustand zum steifen Lebewesen. Erwiesen ist auch, dass Brot und Teigwaren am ehesten zu Verstopfung, Verkalkung und zu Arteriosklerose führen. Getreideprodukte werden heute in großen Mengen verzehrt, der Abbau der Knochensubstanz ist somit sehr groß.

Dr. E. Densmore, ein britischer Arzt schrieb 1892 in seinem Buch (Wie die Natur heilt) über das Getreide: Getreidenahrung führt zum früheren Tod. Wer große Mengen dieser gefährlichen Nahrung zu sich nimmt, sammelt die größte Menge erdiger Grundstoffe an und schädigt seinen Organismus fortwährend. Diese Ablagerungen die man sichtbar im Teekessel sehen kann, lagern sich im ganzen Körper ab. Sie verkleistern das Blut. Sie verstopfen die Filtriersysteme und führen zu allen möglichen Krankheiten. Computertomographien von ägyptischen Mumien zeigen bei Getreideliebhabern große Schäden am Skelett.

Im Schaub Institut gibt es über 200 Bücher und Unterlagen von verschiedenen Ernährungsformen. Fast alle kommen zu einem gemeinsamen Ergebnis, dass zwischen Nahrungswahl und Gesundheitszustand ein Zusammenhang besteht. Unsere Verdauungsorgane sind das Wurzelsystem unseres Körpers. Verbraucher sollten die Zutatenliste vieler vermeintlich gesunder Lebensmittel genauer unter die Lupe nehmen. Besonders kritisch für Betroffene ist zugesetzte „freie" Fruktose auf Getreidebasis, die nicht aus den im Lebensmittel verarbeiteten Früchten stammt.

Ob ACE-Vitamingetränke, Getränke, Joghurts, Frühstückszerealien oder Produkte für Diabetiker - wer damit seinen Durst oder Hunger stillt, nimmt viel Fruchtzucker auf. In vielen Produkten stecken mehr als 20 Gramm Gesamtfruktose pro Portion. Der Fruchtzucker gilt fälschlicherweise immer noch als gesund, bleibt aber trotzdem Zucker. Fruchtzucker bereitet dem Darm mehr Probleme als der übliche Haushaltszucker. Die Folge sind heftige Durchfälle und starke Blähungen. Ein Drittel der Deutschen leidet darunter.

Deutschland ist das Land der meisten Ärzte und Vorsorgeuntersuchungen, aus diesem Grunde ist es paradox, warum die Menschen immer kränker werden. Fast jeden Tag wirft die Pharmaindustrie neue Medikamente auf den Markt, die Praxen der Ärzte werden immer voller und die Top-Gehälter für viele Krankenkassen-Manager steigen in die Höhe. In Deutschland werden bereits über 25% der Ausgaben der gesetzlichen Krankenkassen für die

Behandlung des Diabetes aufgewendet. Davon profitieren nicht nur die Arztpraxen sondern vor allem die geldaufsaugende Pharmaindustrie. Es könnte mit einer einfachen Ernährungsaufklärung (keine Ernährungsberater, die von der Pharmaindustrie geschult werden) viel Geld gespart werden und die Patienten müssten weniger oder in manchen Fällen gar keine oralen Antidiabetika einnehmen. Vor allem aber sollten Diabetiker wissen, dass sie nicht schuldig sind an der Kostenexplosion - sie sind nur das Mittel zum Zweck noch mehr Geld in die Kassen der Medikamentenhersteller zu spülen.

Am Welt-Diabetes-Tag (14. November 2010) erfuhr man, dass der Diabetes als globale Epidemie bezeichnet wird. Zu dieser Zeit gab es rund 283.300.000 Diabetiker weltweit und jeden Tag kommen 17.280 neue Patienten hinzu.

Seit mehr als 30 Jahren predigen die Ärzte und Ernährungswissenschaftler: Finger weg vom FETT! - Menschen sollen weniger tierisches Eiweiß essen. Untersuchungen belegen aber schon seit vielen Jahren, dass unsere Gesellschaft durch die als gesund gehaltene fettarme und kohlenhydratreiche Ernährung weder schlanker noch gesünder geworden ist. Mit Sicherheit könnte so manche Diabetes (Typ Zwei) oder eine andere Zivilisationskrankheit verhindert werden, wenn allgemein deutlicher wäre, welchen Unfug man mit zu vielen Kohlenhydraten anrichten kann.

Evolutionär betrachtet, hatte der Mensch als ursprünglicher Jäger und Sammler im Laufe der Jahrtausende noch nicht ausreichend Gelegenheit, seinen Verdauungsapparat auf die Haupternährung aus Ackerbau umzustellen. Dies hat eine zunehmende Übergewichtigkeit zur Folge. Der Hauptgrund einer Fettleibigkeit liegt in den Mehlspeisen, aus denen der Mensch die Grundlage seiner täglichen Nahrung macht.

Viele unter den diplomierten Ernährungsexperten meinen sich nicht weiterbilden zu müssen, weil ihnen das Studium ein qualifiziertes Fachwissen vermittelt hat. Nun ist zu befürchten, dass durch die Weitergabe von überholten Fachkenntnissen, die ernährungsbedingte Gesundheit vieler Deutscher weiterhin auf dem Spiel steht. Aber immer noch weisen viele Experten auf die Ernährungspyramide der Deutschen Gesellschaft für Ernährung (DGE) hin und meinen damit im Recht zu stehen, erkennen aber nicht, dass manche Nahrungsmittel auf den falschen Plätzen der Pyramide ruhen. Es ist an der Zeit die Bevölkerung aufzuklären, dass bestimmte Ernährungstipps schlicht und einfach falsch sind.

Zivilisationskrankheiten entstehen durch stark kohlenhydratbelastete Lebensmittel, die täglich nach Meinung der Ernährungsexperten auf dem Tisch stehen sollten. Dabei übersehen sie, dass ein übermäßiger Verzehr von Kohlenhydraten einen zu hohen Blutzucker- und Insulinspiegel bewirkt wird, der sich auch negativ auf die Eigenschaften der roten Blutkörperchen auswirkt. Die Elastizität der Blutkörperchen lässt nach, das hat zur Folge, dass das Blut dicker wird und das Schlaganfallrisiko zunimmt. Messbar ist die Eigenschaftsveränderung der roten Blutkörperchen durch den Laborwert des Glykohämoglobin (HbA1c).

Quelle: Autonomes Institut f. Kreative Forschung, Dr. C. P. Ehrensperger

In Cleveland wurde an der Universität von Faramarz Ismail-Beigi an einer Studie mit 10.000 Diabetikern gezeigt, dass durch eine intensivierte Therapie Spätfolgen der Zuckerkrankheit wie Gefäßschäden nicht verzögert werden. Eine strenge Diabetes-Therapie schadet den Patienten mehr als sie nutzt. Sie führt zu mehr Todesfällen und Herzinfarkten, wie eine US-Studie zeigt. Die vierjährige Studie musste überraschend abgebrochen werden – es kam zu mehr Todesfällen und Herzinfarkten. Alle Teilnehmer wurden auf eine mildere Therapie umgestellt. Dies war für viele

Ärzte ein großer Schock - hatte man doch lange geglaubt, dass ein niedrig eingestellter Blutzuckerspiegel Leben rettet und Nervenschäden vorbeugen würde.

Hat man sich einmal durch den Dschungel der Krankheit Diabetes gekämpft, muss man sich als Patient auch im Urwald der Pharma- und Lebensmittelindustrie zurechtfinden. Dass die Diabetes-Fertig-Produkte doch nicht so gut sind, haben wir endlich begriffen.

Die Belastung des Menschen durch synthetisch hergestellte Chemikalien (Weichmacher, Bisphenol, Phthalate, Flammschutzmittel) kann zu Diabetes und Fettleibigkeit führen. Nach Angaben des Berliner Umweltbundesamtes produziert die Chemie-Industrie in Europa jedes Jahr etwa eine Million Tonnen dieser Substanzen. Sarah Häuser, Chemie-Expertin beim Bund sagte, dass die jetzt vorgelegte Literaturstudie, die fast 240 Untersuchungen zusammenfasst, deutlich zeige, dass zu den Ursachen von Übergewicht und Diabetes auch hormonelle Schadstoffe gehören. Anscheinend hemmen bestimmte Phthalate die Bildung von Insulin (Erläuterung von Helmut Schatz, Endokrinologe aus Bochum). Der Ärzteverband fordert nun, gesundheitsgefährdende Weichmacher durch unschädliche Stoffe zu ersetzen.

Professor Gilbert Schönfelder, Toxikologe am Institut für Klinische Pharmakologie und Toxikologie der Charité Berlin: „Die Diabetes- und Fettleibigkeitsraten haben weltweit epidemische Ausmaße angenommen.

Als Ursachen dafür werden bisher in erster Linie falsche Ernährung und Bewegungsmangel gesehen. Neue Studien zeigen aber, dass die Belastung mit hormonellen Schadstoffen einen wichtigen und bisher unterschätzten Anteil daran haben könnte. Deshalb müssen die Vorsorgemaßnahmen ausgebaut werden. Hormonell wirksame Chemikalien dürfen vor allem nicht in die Körper von Kindern, aber auch nicht in die von Erwachsenen gelangen."

Quelle: Sarah Häuser, BUND-Chemikalien-Expertin und Almut Gaude, BUND-Pressereferentin.

Gegen Diabetes helfen auch Pampelmusen

Sie sind zwar recht bitter, regen aber in den Leberzellen den Fettabbau an und erhöhen die Insulinempfindlichkeit. Essen ist Leben! Für eine gesunde Ernährung brauchen wir die richtigen Informationen und den Mut zur Veränderung. Forscher aus den USA und Israel berichteten in einem Fachmagazin (Plos-One) über ein Antioxidans „Naringenin", das sich aus den Geschmacksstoffen der Grapefruits gewinnen lässt und die Behandlung von Diabetes unterstützen kann. In den Laborversuchen regte das Antioxidans „Naringenin" die Leberzellen an, das Fett abzubauen. Die Insulinempfindlichkeit konnte in den Körperzellen erhöht werden (Gleichzeitig durchlaufe die Leber einen Prozess, wie in einer längeren Fastenzeit).

Gluten – die Droge in der alltäglichen Nahrung

Die meisten gebräuchlichen abhängig machenden Drogen sind Heroin und Morphin oder Kokain und Amphetamin und wirken durch die Aktivierung von Belohnungszentren im Gehirn. Folglich sollten wir uns fragen, ob diese Befunde bedeuten, dass Getreide und Milch auf chemische Weise belohnend wirken. Sind Menschen in irgendeiner Weise süchtig nach diesen Lebensmitteln? Auffällig ist, dass in diesen Studien Patienten oft starkes Verlangen, Sucht und Entzugserscheinungen bei diesen Nahrungsmitteln zeigen.

Natürlich wird man von einem Glas Milch oder einer Scheibe Brot nicht high. Die darin enthaltene Menge ist dafür zu gering.

Diese Nahrungsmittel könnten aber ein Gefühl der Gemütlichkeit und des Wohlbehagens herbeiführen. Patienten mit Intoleranz sagen, dass dies oft der Fall ist. Die erbrachten Beweise sagen aus: Verzehrt ein Mensch Getreide und Milch (in für heute Verhältnisse normalen Mengen) werden Belohnungszentren im Gehirn aktiviert. Obwohl die Wirkung einer typischen Mahlzeit quantitativ geringer ist, als die einer Dosis der genannten Drogen, erleben die meisten heutigen Erwachsenen diese Wirkung mehrmals am Tag und das an jedem Tag ihres Lebens.

Menschen mit Zöliakie, die eine erhöhte Darmpermeabilität haben und kein Weizengluten vertragen, können mit einer gewissen Wahrscheinlichkeit auch an Schizophrenie leiden.

Einige Ernährungswissenschaftler fanden heraus, dass die Symptome von Schizophrenie ein wenig nachlassen, wenn die Patienten eine Diät ohne Getreide und Milch erhalten. Manche Symptome der Intoleranz wie Angstzustände, Epilepsie, Depression, Hyperaktivität und schizophrene Phasen haben mit der Funktion des Gehirns zu tun. An einer Bevölkerungsgruppe im Pazifik zeigte sich bei Untersuchungen, dass Schizophrenie in diesen Gruppen erst dann vorherrschte, wenn sie Weizen, Gerstenbier und Reis konsumierten (Dohan 1984).

Einen möglichen Zusammenhang zwischen Ernährung und Geisteskrankheiten veranlassten verschiedene Forscher schon vor 30 Jahren die Existenz von drogenähnlichen Substanzen (Opiatähnliche Substanzen, Exorphine) in einigen alltäglichen Nahrungsmitteln zu untersuchen. Zioudrou (1979) und Brantl (1979) fanden opiatähnliche Aktivität bei Weizen, Mais und Gerste (Exorphine). Bei Kuh- und Muttermilch war es das Kasomorphin. Das Exorphin des Getreides ist viel stärker als das Kasomorphin der Kuh. Forscher haben die Wirksamkeit von Exorphinen gemessen und konnten nachweisen, dass sie mit Morphin und Enkephalin vergleichbar sind.

Quelle: Heubner et al. 1984, (Eine ausführliche Übersicht findet sich bei Gardner 1985 und Paroli 1988.), wai.biomedizin-online (Weizen- und Milchprodukte enthalten Peptide mit opioider Wirkung, welche die Endorphinrezeptoren im Gehirn beeinflussen)

Quelle: Egger 1988, Scadding & Brostoff 1988).) Radcliff (1982, zitiert in 1987:808) Loren Cordain (Getreide) Dohan-1966, 1973, 1983, 1984

In Deutschland gibt es etwa acht Millionen Migräne-Patienten. Etwa 10% der Bevölkerung leiden an Kopfschmerzen mit zusätzlichen Symptomen wie: Übelkeit und Erbrechen, Geräuschempfindlichkeit, Lichtempfindlichkeit.

Die Krankheit Migräne ist eine neurologische Erkrankung. Sie tritt bei Frauen etwa dreimal häufiger auf als bei Männern. Sie wird oft im Alter zwischen 25 und 45 Jahren festgestellt. Sie kann aber auch schon im Kindesalter beginnen. Es wurde schon statistisch festgehalten, dass im Grundschulalter bis zu 80% aller Kinder über Kopfschmerzen leiden. Etwa 12% der Kinder berichteten über Migräne. Dabei gab es keinen gravierenden Unterschied zwischen den Geschlechtern. Erst mit der Pubertät steigt die Prävalenz beim weiblichen Geschlecht an.

Ärzte sind der Meinung, dass die Dunkelziffer bei Männern, die an Migräne leiden, höher ist. Viele Patienten haben Heißhunger auf bestimmte Nahrungsmittel. Sehr oft gibt es einen Zusammenhang zwischen Nahrungsmitteln und dem Migräne-Auslöser. Diese Häufigkeit wird möglicherweise oft unterschätzt. Etwa zwei Drittel der Migräne-Patienten können einen Zusammenhang zwischen dem Konsum bestimmter Lebensmittel und dem Auslösen eines Anfalls erkennen.

Migräne-Trigger (Auslöser) können sein:

- Glutamat
- Histamin
- Serotoninhaltige Lebensmittel
- Tyramin
- Rotwein
- Schokolade
- Kaffee
- Käse
- Brot
- Zuviel Zucker

Auch der häufige Genuss von Zucker führt bei vielen Menschen zu einer Unterzuckerung. Das führt wiederum zu einer Stressreaktion und damit zur Ausschüttung von so genannten Katecholamine: Adrenalin und Noradrenalin. Dadurch entsteht Migräne und Kopfweh. Diese Schmerzen können aber auch durch eine Vergiftung aus dem Darm (Giftausscheidungen von Bakterien) entstehen. Also entsteht Kopfweh nicht immer nur wegen der Schwankungen des Blutzuckerspiegels sondern auch durch eine Übersäuerung im Körper. Bei vielen Krankheiten, besonders bei Migräne wurde mit Erfolg die Eskimo-Diät oder eine Low Carb-Diät empfohlen. Sie hilft bei schweren Migräne-Attacken oder sogar bei Epilepsie.

Der Wiener Internist Dr. Ewald Riegler sagte:

Menschen bekommen Migräne-Anfälle, weil ihre Gefäßmuskulatur unterernährt ist. Dies würde passieren, wenn der Körper zu schnell die Kohlenhydrate aufnimmt. Die Bauchspeicheldrüse muss dann viel Insulin produzieren um den Zucker den Zellen zuzuführen. Er hat das folgendermaßen beschrieben: Durch die Zellentür passen pro Minute nur 10 Insulin-Zuckerteilchen, aber 10.000 Insulinzuckerteilchen wollen gleichzeitig rein. Sie zertreten sich gegenseitig. Die Folge ist dann, dass die Zelle gar nichts bekommt und krampft. Dr. Rieger empfiehlt Migräne-Patienten zunächst Fleisch, Fisch und Rohkost zu essen. Außerdem sollen die Betroffenen solange Äpfel essen, bis die Attacke vorbei ist.

Auch bei Parkinson und Alzheimer könnte die Low Carb Ernährung helfen!

Parkinson gehört neben Demenz und Alzheimer zu den häufigsten degenerativen Erkrankungen des zentralen Nervensystems.

Parkinson entsteht durch eine beschleunigte, kontinuierliche Rückbildung wichtiger Nervenzellen im Gehirn, die für die Herstellung des Neurotransmitters Dopamin verantwortlich sind. Sind 60 bis 70 Prozent der Dopamin produzierenden Nervenzellen zerstört, kommt es zu den bekannten Symptomen.

Die Frühsymptome der Parkinson Krankheit werden von den Ärzten oft nicht erkannt. Diese Krankheit beginnt schleichend und kann über Jahre unspezifische Symptome aufweisen. Erst im mittleren Krankheitsstadium, wenn Zittern oder Muskelsteifigkeit auftreten, wird die Krankheit erkannt. Bis zu diesem Zeitpunkt sind die Beschwerden meist unspezifisch und für die Betroffenen wie für den Arzt nur schwer zu erkennen. Bei einer frühen Diagnose kann das Fortschreiten dieser degenerativen Nervenerkrankung jedoch durch eine gezielte Therapie deutlich verlangsamt werden.

Betroffene registrieren zu Krankheitsbeginn oft häufige Schmerzen im Nacken-Gürtel-Schulter-Bereich oder eine Bewegungsverlangsamung, Steifigkeit und eine diskrete Veränderung im Gang-Bild oder Körperhaltung. Auch die Mimik der Kranken ist reduziert und das Schriftbild kleiner sowie die Stimme monoton und leise.

Bei Krankheitsbeginn leiden zirka 20 Prozent an einer Depression und innerer Unruhe oder Schlafproblemen. Je früher eine wirksame Therapie begonnen wird, desto größer sind die Chancen, den Verlauf der Krankheit zu verlangsamen. Bei einer frühen Diagnose können Lebensqualität und Alltagsfähigkeit deutlich länger erhalten werden!

Immer mehr Menschen unter 40 Jahren erkranken an Parkinson. Die Zahl der Neuerkrankungen wird sich laut Experten-Schätzung in den kommenden 25 Jahren verdoppeln.

Zirka 300.000 Menschen in Deutschland leben mit Morbus Parkinson und es kommen pro Jahr zirka 20.000 diagnostizierte Neuerkrankungen hinzu. Seit ein paar Jahren diskutiert jetzt die Fachwelt, ob sich die ketogene Diät (zum Beispiel Low Carb „Kohlenhydratarme Ernährung") auch bei Erkrankungen wie Alzheimer oder Parkinson positiv auswirken könnte.

Der Grund für die positive Wirkung von kohlenhydratarmer Kost könnten die so genannten Keton-Körper sein, die die Leber während der Ketose als Energieträger bildet.

Zum Beispiel drosselt möglicherweise die Ketose bei Epilepsie die Hyperaktivität der Gehirnzellen. Es gibt heute vereinzelte Studien mit Alzheimer- oder Parkinson-Patienten, die mit dieser Diät-Form positive Wirkungen zeigten.

- Bei Alzheimer-Patienten ist die Verwertung von Glukose im Gehirn verringert.

- Bei Parkinson-Patienten spielt das Entstehen eines Defekts in den Mitochondrien eine Rolle.

Es wird schon lange vermutet, dass Keton-Körper bei der kohlenhydratarmen Ernährung (Low Carb) eine positive Wirkung auf unseren Stoffwechsel haben. Die Keton-Körper werden von der Leber während der Ketose als Energieträger gebildet. Vermutet wird, dass die Ketose während der Low Carb-Diät einen positiven Einfluss auf die Hyperaktivität von Gehirnzellen zum Beispiel bei Epilepsie-Patienten nimmt.

Die Zellatmung im Gehirn wird gesteigert wenn anstelle von Glukose (Zucker = Kohlenhydrate werden im Körper in Zucker verwandelt) Keton-Körper zur Energiegewinnung vom Körper verbrannt werden müssen. Ein Enzymdefekt ist dafür verantwortlich, wenn bei manchen Menschen die Glukose im Gehirn nicht vollständig verbrannt werden kann. Es gibt aber auch die Möglichkeit, dass bei diesen Menschen keine ausreichende Menge von Glukose im Gehirn ankommt und verantwortlich ist dafür der so genannte Glut 1-Defekt.

Dr. Jörg Klepper (Kinderarzt) von der Kinderklinik in Aschaffenburg berichtete schon vor einigen Jahren in einer Fachzeitschrift von durchschlagenden Erfolgen. Seine Studie: 94 Prozent der Patienten (Glut 1-Defekt) mit „ketogener Kost" waren von epileptischen Anfällen befreit.

Eine ketogene Diät (Ernährungsumstellung) ist eine kohlenhydratreduzierte, protein- und fettreiche Ernährung. Werden keine Kohlenhydrate (Zucker, alle Lebensmittel aus Mehl, Kartoffeln, Reis, süßem Obst, Milchzucker) mehr zugeführt, muss der Körper sich eine andere Energiequelle suchen und das ist das Fett. Auch für den Muskelaufbau ist eine eiweißreiche Kost unterstützend. Da es nun keine Kohlenhydrate mehr im Körper gibt, wandelt der Körper Fette in Keton-Körper um. Das nennt man Ketose. Keton-Körper haben eine hungerstillende Wirkung!

AD(H)S - Warum gibt es heute so viele Kinder mit diesem Syndrom?

Schon vor zirka 150 Jahren wurden in der Kinderliteratur typische Beispiele charakterisiert. Jeder kennt das Kinderbuch „Struwwelpeter". Später galt auch Michel aus Lönneberga als Beispiel. Die Krankheit „AD(H)S - Hyperkinetisches Syndrom" gehört heute auch zu den Zivilisationskrankheiten und die Symptome der Krankheit AD(H)S (Hyperkinetisches Syndrom) könnten eventuell durch eine Umstellung auf eine „kohlenhydratarme" Ernährung gemindert werden.

Bei der Krankheit „AD(H)S handelt es sich „laut Ärzten" um eine vorwiegend bei Kindern, aber auch bei Erwachsenen auftretende Gehirnstörung. In den letzten Jahren hat deren Ausbreitung dramatisch zugenommen. Diese Krankheit nennt man „Hyperkinetisches Syndrom" - noch vor vielen Jahren wurde diese Krankheit auch „Minimale zerebrale Dysfunktion" genannt. Es wird diskutiert, dass diese Krankheit als Folge eines Energiemangels im Gehirn in Zusammenhang gebracht werden könnte. Also, ein Mangel an Neurotransmittern wie auch ein Mangel an Dopamin und Serotonin, könne hier die Ursache sein.

Wissenschaftler stellten fest, dass diese Störung „ein neurobiologisches Defizit im Gehirn-Stoffwechsel" die Ursache sein könnte. Durch einen Mangel an „Neurotransmittern" werden die Aufmerksamkeit, das Weiterleiten von Nervenimpulsen und die Informationsverarbeitung geschwächt. Es gibt Untersuchungen, dass der Zuckerstoffwechsel bei diesen Kindern verlangsamt ist und Teile des Gehirns, die für Aufmerksamkeit zuständig sind, mit zu wenig Glukose versorgt werden. Als AD(H)S Ursache werden die gleichen Neurotransmitter diskutiert die außerdem auch bei Migräne eine entscheidende Rolle spielen könnten.

Epilepsie – Wenn Medikamente nicht helfen

In Deutschland leben zirka 125.000 Kinder/Jugendliche mit Krampfanfällen, doch bei etwa 20 bis 30% führen die Tabletten nicht zum gewünschten Erfolg. Es ist ein wesentliches Ziel der Ernährungstherapie die auftretenden Krampfanfälle abzuschwächen - dies ist jedoch nur bedingt erfolgreich. Welche Mechanismen dafür verantwortlich sind, dass die Ernährungstherapie die Anzahl der Anfälle verringert, ist unbekannt. Die Idee, Epilepsie mit Hilfe einer speziellen Diät zu therapieren, kam bereits in der Antike auf. Frühe Aufzeichnungen des Arztes Hippokrates belegen dessen erfolgreiche Versuche, Epilepsiekranke durch strenges Fasten von ihren Anfällen zu befreien.

Die ketogene Diät verändert den Körper- bzw. Hirnstoffwechsel grundlegend, so dass der Körper nicht mehr auf Kohlenhydrate als Energielieferant zugreift, sondern auf Fett. Diese extrem fettreiche Kost führt erstaunlicherweise zu einer Veränderung im Stoffwechsel des Gehirns. Das Ergebnis: Anfälle werden weniger oder bleiben ganz aus.

1920 behandelte ein amerikanischer Arzt Dr. Russel M. Wilder an der Mayo Clinic in Rochester (New York) Epilepsie kranke Kinder. Er entwickelte für seine kleinen Patienten eine extrem fettreiche und kohlenhydratarme Diät. Solch eine Ernährung setzt den Fastenstoffwechsel in Gang. Also: Fette und Proteine statt Kohlenhydraten.

Dr. Russel M. Wilder: Seine ketogene Kost (Low Carb) war sehr erfolgreich! Diese ketogene Diät wird schon seit der Antike zur Behandlung von Epilepsie eingesetzt.

1925 veröffentlichte Wilder im Journal of the American Medical Association seine Studie. M. G. Peterman von der Mayo Clinic berichtet: Von 37 behandelten Kindern wirkte diese Therapie nur auf 2 Kinder nicht! 13 Kinder hatten nur noch zur Hälfte Anfälle. Bei 22 Kindern verringerten sich die Anfälle um 90 Prozent. 1940 wurden von der Pharma-Industrie neue Medikamente gegen Epilepsie entdeckt und diese Ernährungsform geriet in Vergessenheit. Erst seit zirka 10 Jahren wird diese ketogene Kost als Therapie wieder eingesetzt, denn auf ein Drittel der Patienten sprechen die Medikamente nicht ausreichend an.

Verantwortlich, dass die ketogene Kost wieder in Erinnerung trat, ist ein amerikanischer Filmproduzent. Sein kleiner Sohn wurde durch die ketogene Diät von seinen Anfällen befreit! Medikamente haben ihm nicht geholfen. Er gründete die Stiftung: Charlie Foundation, die entsprechende Forschungen unterstützt und machte die Heilung seines Sohnes mit Filmen publik. Heute wird diese ketogene Kost bereits in über 45 Ländern eingesetzt. In der Schweiz (Zürich) auch in einem Kinderspital.

2001 hat es eine Studie von Forschern des Johns Hopkins Hospitals in Baltimore mit Kindern gegeben, die sehr erfolgreich war! Nach einer einjährigen Diätphase war bei 49 Prozent der behandelten Kinder die Häufigkeit epileptischer Anfälle um mehr als 90 Prozent verringert.

2005 im September – wurde bei einer Konferenz gesagt, dass es bis heute keine Medikamenten-Studien gäbe, die ähnlich gute Ergebnisse zeigten.

Der Grund für die positive Wirkung von kohlenhydratarmer Kost könnten die so genannten Keton-Körper sein, die die Leber während der Ketose als Energieträger bildet. Zum Beispiel drosselt möglicherweise die Ketose bei Epilepsie die Hyperaktivität der Gehirnzellen.

2007 gab es Studien an der Universitätsklinik in Tübingen an Patienten, die an schwer therapierbaren Hirntumoren litten. Auch an der Universitäts-klinik in Würzburg gab es Studien über Patienten mit verschiedenen Krebsarten in einem weit fortgeschrittenen Stadium. Die Patienten galten als austherapiert! Bei einem Teil der Patienten verlangsamte sich das Tumorwachstum, der Allgemeinzustand verbesserte sich beachtlich bei einer kohlenhydratreduzierten Kost.

Eine ketogene Diät ist vor allem bei Epilepsiepatienten sinnvoll, die kaum auf Medikamente ansprechen - besonders bei Epilepsieformen die im Säuglings- bzw. Kleinkindalter auftreten wie das West-Syndrom und das Dravet-Syndrom.

Patienten sollten eine solche Epilepsiediät niemals auf eigene Faust und ohne fachmännischen Rat beginnen. Low Carb Ernährung wird derzeit auch für weitere Krankheitsbilder untersucht. Dazu zählen unter anderem Alzheimer, Schlaganfall, Depressionen, multiple Sklerose, Autismus, Migräne sowie neurodegenerative Leiden wie Parkinson, amyotrophe Lateralsklerose (ALS). Bei dieser Demenzerkrankung vermuten Forscher einen gestörten Fett- und Zuckerstoffwechsel im Gehirn, der sich durch eine fettreiche und kohlenhydratarme Kost womöglich verlangsamen lässt.

Zitat von Adelheid Wiemer-Kruel, Leitende Oberärztin im Epilepsiezentrum Kork in Kehl am Rhein:

Frau Wiemer-Kruel sagt: „Gerade bei Epilepsie ist eine ketogene Diät sehr wirksam. Auch bei autistischen Kindern sehen wir, dass sich dadurch etwas verbessert."

2010 wurde diese Esstherapie als Behandlungsoption bei kindlichen Epilepsien in die Leitlinien der Gesellschaft für Neuropädiatrie aufgenommen. Dieses Zitat vom Focus Nr. 25 (2012)

Das große Verwirrspiel der Ernährungswissenschaft!

Was ist nun eigentlich gesund?

Im Fachblatt „Journal of the American Medical Association" schreiben Wissenschaftler: Wer den Kohlenhydrat-Anteil in der Nahrung reduziert, tut seinem Stoffwechsel etwas Gutes, nimmt leichter ab und lebt womöglich gesünder! ABER das Gegenteil könnte allerdings auch richtig sein. Im British Medical Journal schreiben Forscher, dass eine Ernährung, bei der die Kohlenhydrate eingeschränkt werden, das Risiko für Herzinfarkt und Schlaganfall erhöht.

Und nun? Das Journal of the American Medical Association und das British Medical Journal gelten als die angesehensten Medizinjournale weltweit. Eigentlich sollten uns Ernährungswissenschaftler erklären können, was gesund ist!

Es braucht keine lange Recherche um festzustellen, dass sie sich häufig widersprechen. So werden einmal weniger Kohlenhydrate empfohlen, dann heißt es, dies erhöhe das Risiko für Herzinfarkt und Schlaganfall. Der Streit um mehr oder weniger Kohlenhydrate ist kein Streit, sondern lediglich Windmacherei aufgrund verschiedener Beschreibungen von Ergebnissen.

Brauchen wir wirklich all diese vielen Pillen, Diäten und Nahrungsergänzungsmittel? Aufgrund der neuen Erkenntnisse und der kontroversen Meinungen, gibt es derzeit keine übereinstimmende und eindeutige Ernährungspyramide von unabhängiger Seite. Ernährungs-Gurus und Firmen sind wie Pilze in die Höhe geschossen und haben mit ihren Ernährungspyramiden komplizierte Rechenaufgaben aufgestellt, es muss für jede Mahlzeit Punkte oder Kohlenhydrate, Fett und Eiweiß ausgerechnet werden.

Vorsicht Falle: Fruchtgummi Bären ohne Zuckerzusatz

Naschen ohne Zucker, es klingt fast zu schön, um wahr zu sein. Die Firma wirbt auf ihrer Webseite mit dem Slogan: „Sollten Sie bisher noch kein Fruchtgummi-Fan gewesen sein - nach Ihrem Besuch sind Sie es sicher!" Die Firma hat Recht: Ich bin mir sicher, dass hier der Verbraucher mächtig getäuscht wird.

Für Diabetiker kann die Täuschung tragisch enden.

Nee, jetzt mal ehrlich: Halten die uns für blöd? Die Firma, die diese Fruchtgummis anbietet, wirbt mit ständigen Qualitätskontrollen. Was sind das für Kontrolleure, die sich die „Bären ohne Zucker" unter die Lupe nehmen?

Zutatenliste dieser Bären:

Maltitsirup (siehe 1. Zutat)

Zur Information: Aus Glucosesirup wird auch der Maltit-Sirup hergestellt, ebenfalls ein Zuckeraustauschstoff mit der gleichen E-Nummer.

Karamellzuckersirup (siehe 6. Zutat)

Karamellsirup oder Karamellzuckersirup werden aus trocken erhitztem Zucker und Wasser hergestellt.

Lebensmittel-Etiketten lügen wie gedruckt und die Hersteller täuschen durch Bilder, Begriffe und Werbebotschaften. Die Lücke zwischen Schein und Sein klafft weit auseinander. Permanent werden Mehrwerte versprochen, Qualität vorgegaukelt und dem Verbraucher dabei das Geld aus der Tasche gezogen. Etikettenschwindel in Deutschland ist keine Ausnahme mehr und die Politiker stellen sich vor die Unternehmen, Verbände und gegen die Verbraucher, weil sie diese Praktiken verharmlosen.

So lange weiter nur anonyme Statistiken geführt werden, anstatt Betrüger beim Namen zu nennen, nutzen auch schärfere Kennzeichnungsregeln nichts.

Irreführungen und Täuschung werden erst ein Ende haben, wenn die Politik die Interessen und Rechte der Verbraucher vor der Macht der Konzerne schützt.

Wir Verbraucher können aber zu Veränderungen der Konzerne beitragen, wenn man sich beschwert, immer auf die Zutatenliste schaut und umstrittene Produkte vermeidet.

Es gibt viele Bezeichnungen für Zucker:

Lävulose, Fructose, Farin, Glucosesirup, Saccharose, Glucose, Dextrose, Maltrodextrose, Invertzucker, Maltrose, Lactose, Milchzucker, Fruchtzucker, brauner Zucker, Rohrzucker, Traubenzucker.

Steht auf den Lebensmittelverpackungen „ohne Zucker", bedeutet dies: Es wurde kein Haushaltszucker (Saccharose) verwendet oder hinzugefügt. Aber Vorsicht, dennoch können andere Zuckerarten zum Einsatz gekommen sein.

Pressemitteilung (mit Foto vom Etikett):

http://www.news4press.com/Vorsicht-Falle-Fruchtgummi-Baeren-ohne-Z_743858.html

Schilddrüsenhormonbaustein

Ärzte unterschätzen immer noch den Zusammenhang zwischen Diabetes, Schilddrüse und Jod. Diabetiker sollten jährlich ihre Schilddrüsenfunktionen überprüfen lassen.

Professorin Petra-Maria Schumm-Draeger (Klinik für Endokrinologie, Diabetologie und Angiologie – Bogenhausen, München) sagt gegenüber der Fachzeitschrift: Ernährungs-Umschau, dass sich Störungen im Hormonhaushalt der Schilddrüse und der Bauchspeicheldrüse gegenseitig beeinflussen und auch die Jodzufuhr diese Wechselbeziehungen mit bestimmt. Die würde immer noch unterschätzt. Viele Diabetiker sind häufig nicht ausreichend mit dem Schilddrüsenhormonbaustein Jod versorgt, erklärt Schumm-Draeger.

Durch den Diabetes an Nieren-Erkrankte, scheiden vermehrt Jod über den Urin aus, was zu einer jodmangelbedingten Schilddrüsenvergrößerung führt. Gleichzeitig wirkt sich ein schlecht eingestellter Stoffwechsel bei Diabetikern direkt auf die Schilddrüsenhormone aus, die dann plötzlich erniedrigt sind. Sie täuschen damit eine Schilddrüsenunterfunktion vor.

Umgekehrt erschwert eine Fehlfunktion der Schilddrüse, den Diabetes einzustellen.

Typ-1-Diabetiker sind vermehrt von einer immunologisch bedingten Schilddrüsenerkrankung betroffen.

Die Deutsche Gesellschaft für Ernährung empfehlt Jugendlichen, Erwachsenen und Diabetikern täglich 180 bis 200 Mikrogramm Jod aufzunehmen.

Professor Peter Scriba, der Leiter des Arbeitskreises rät Diabetikern täglich auf eine ausreichende Jodzufuhr zu achten. Hilfreich hierbei sind neben Jodsalz auch Jodtabletten.

Jod ist der Baustein der Schilddrüsenhormone T3 (Trijodthyronin) und T4 (Thyroxin), die viele Stoffwechselprozesse im Körper steuern.

Quellen: Veröffentlichung der Fachzeitschrift „Ernährungs-Umschau" Jun 2008

Schumm-Draeger P-M: Schilddrüsenfunktionsstörungen und Diabetes mellitus. Bis heute (2013) hat sich nichts geändert. Nur wenige Ärzte informieren darüber.

Wenn Männer Diabetes bekommen, leiden sie oft auch an Impotenz

Impotenz bei Männern, die an Diabetes leiden ist mehr verbreitet, wie angenommen. Schätzungen zufolge leidet knapp die Hälfte der männlichen Diabetiker unter Potenzstörungen.

Professor Dr. med. Thomas Haak (Mitglied des Vorstandes von diabetesDE und Chefarzt des Diabetes Zentrums Mergentheim) erklärt, dass sich viele scheuen, dieses Thema bei ihrem Arzt anzusprechen.

Er sagt, dass die Zuckerkrankheit dafür verantwortlich sein kann, dass es im Bett nicht so läuft wie erhofft. Viele Männer und Frauen mit Diabetes leiden an sexueller Unlust oder Impotenz. So können durch die Krankheit geschädigte Nerven eine sogenannte erektile Dysfunktion beim Mann verursachen. Frauen mit Diabetes haben beim Sex mitunter Schmerzen, weil sie unter trockenen Schleimhäuten und Entzündungen im Genitalbereich leiden. Betroffene und ihre Partner sollten sich daher nicht scheuen, ihren Arzt oder einen geschulten Therapeuten mit einzubeziehen, wenn sie sich sexuell eingeschränkt fühlen.

Es gibt aber oft existierende und wirksame Behandlungen und gute Erfahrungen mit der sogenannten Schwellkörperautoinjektionstherapie.

Viele weitere Infos im „diabetesDE" Chat!

Der Diabetes-Chat steht allen Internet-Nutzern kostenfrei zur Verfügung. Die Protokolle der letzten Sprechstunden können Sie unter www.diabetesde.org/aktivleben/expertenchat abrufen. Eine weitere wichtige Anlaufstelle ist das Diabetes Gesundheitstelefon. Unter der Nummer 01802-505205 (6 Cent/Anruf aus dem Festnetz, Mobilfunk max. 42 Cent/Minute) stehen täglich 24 Stunden Experten für Fragen bereit.

Quelle: diabsite.de/aktuelles/nachrichten/2010/100318

Die Behandlung des Schwangerschaftsdiabetes

Die Behandlung des Schwangerschaftsdiabetes normalisiert das Übergewichts- und Diabetes-Risiko des Kindes, sagt die DGE.

Schwangere mit Diabetes sollten konsequent betreut und therapiert werden. Da auch das Körpergewicht der Frau entscheidenden Einfluss auf die pränatale Prägung hat, sollten Frauen bereits vor der Schwangerschaft eine Gewichtsnormalisierung anstreben und Übergewicht sowie eine übermäßige Energiezufuhr und Gewichtszunahme während der Schwangerschaft vermeiden. Zirka 20% aller werdenden Mütter entwickeln einen Schwangerschaftsdiabetes. Da nur bei jeder zehnten Betroffenen der Diabetes erkannt und behandelt wird, sind die Risiken bei Kind und Mutter sehr hoch. Die Krankheit Diabetes ist hier ein Milliarden-Geschäft und alle wollen daran verdienen!

Alle Medikamente haben Nebenwirkungen! Und für Schwangere ist es immer besser, auf Medikamente zu verzichten, wenn man die Krankheit mit einer Ernährungsumstellung bekämpfen kann.

Sprechen Sie bitte mit Ihren Ärzten über die Low Carb Ernährung. Sie wird diesbezüglich schon von vielen Frauenärzten empfohlen. Die Deutsche Gesellschaft für Ernährung e. V. (DGE) forderte schon 2008 in ihrem Ernährungsbericht, die Aufnahme eines „Screenings auf Schwangerschaftsdiabetes" in die Mutterschaftsrichtlinien.

Gallensteine erhöhen das Risiko an Diabetes mit dem Typ 2 zu erkranken

Menschen mit Gallensteinen haben ein 42% höheres Risiko an Diabetes Typ 2 zu erkranken als Menschen ohne Gallensteine.

Auch Menschen, die bereits an Diabetes leiden, neigen häufiger dazu Gallensteine zu bekommen. Klar ist leider noch nicht, ob es Gallensteine oder Nierensteine sind, die das Risiko erhöhen. Gallensteine erhöhen das Risiko an Diabetes mit dem Typ 2 zu erkranken. Dies ergab eine Langzeitstudie des Deutschen Instituts für Ernährungsforschung.

Heiner Boeing (Studienleiter) sagt, dass Gallensteine ein eindeutiger Risikofaktor für eine Diabetes-Erkrankung sind. Dagegen schloss er Nierensteine als Risikofaktor aus. Seine Erkenntnis könnte für die Einschätzung des individuellen Diabetes-Risikos genutzt werden. Cornelia Weikert (Studien-Autorin) empfiehlt Personen mit Gallensteinen, sich über potentielle Anzeichen für eine Diabetes-Erkrankung und deren Risikofaktoren frühzeitig beraten zu lassen.

Man sollte häufige Wadenkrämpfe nicht auf die leichte Schulter nehmen

Hinter häufigen Wadenkrämpfen könnte sich auch Diabetes verbergen. Das Gleiche gelte, wenn die Schmerzen sehr lange anhalten. Die Zeitschrift „Senioren Ratgeber" rät dazu, zum Arzt zu gehen. Man sollte häufige Wadenkrämpfe nicht auf die leichte Schulter nehmen, rät die Zeitung „Senioren Ratgeber" – zu lesen im Wiesbadener Kurier vom 10.12.2009.

Hinter den Wadenkrämpfen kann sich auch Diabetes verbergen. Treten die Krämpfe mehr als einmal pro Woche in der Nacht auf, gehen Betroffene besser zum Arzt.

Auch könnte eine Durchblutungsstörung oder eine Fußfehlstellung, Schuld daran sein. Wadenkrämpfe treten oft nachts auf und rauben Betroffenen dann den Schlaf. Am besten steigt man sofort aus dem Bett und stellt sich auf den Fuß. Oder, im ersten Schritt hilft es, die Muskulatur zu dehnen.

Pharmakonzerne verheimlichen gefährliche Nebenwirkungen mit teilweise tödlichen Folgen. Das ist Organisierte Kriminalität! Tempora mutantur - Die Zeiten ändern sich und wir ändern uns in ihnen.

Die Zeiten verändern sich, und im Zeitgeist manipulieren sind diese Konzerne des gegenwärtig stattfindenden heimlichen 3. Weltkrieges unbestritten Weltmeister.

Sicherlich ist es unendlich wichtig, dass wir im Risikofall auf hilfreiche Chemie zurückgreifen können, um dem Tod zu entgehen. Doch die Macht- und Profitgier, die auf diesem Boden Nahrung findet, kann nicht übertroffen werden. Wer glaubt, dass die Mafia nur italienisch spricht, der irrt. Sie spricht vor allem lateinisch. Pharmakonzerne verheimlichen gefährliche Nebenwirkungen mit teilweise tödlichen Folgen; deren Handlanger in nahezu allen Bereichen des öffentlichen Lebens, in der Politik und vor allem bei den Medien sitzen.

Inkompetenz und Stümperei sind hier weniger als anderswo ein Hindernis für die Karriere. Soweit es eine Pharmaunabhängige Fortbildung überhaupt noch gibt, kostet sie viel Geld, das der Allgemeinmediziner nicht übrig hat. Aus all dem resultiert ein zumindest sehr unterschiedlicher Wissenstand der Ärzte, was sinnvolle oder gar optimale Therapie chronisch Kranker angeht.

Nutzlose Medikamente, Zwangsimpfungen, Chemo oder Bestrahlungen und OPs, die der Patient überhaupt nicht baucht, werden jahrelang an uns ausprobiert und bringen dem Pharma-Kartell

Milliarden. Außerdem haben sie das Leben von mittlerweile Millionen Tieren in Versuchslabors gekostet. Die Lage des Patienten ist in ökonomischer Hinsicht betrüblich, in medizinischer gefährlich und in juristischer aussichtslos. Das Kollektiv der betrogenen Versicherten ist die Gemeinschaft derer, die noch einmal mit ihrer Gesundheit davongekommen sind und mit ihren Zahlungen zum Fortbestand des korrupten Gesundheitswesens beitragen. Unser deutsches Krankenversicherungssystem entpuppt sich bei genauerem Hinsehen als gigantisches Ausbeutungssystem gegenüber den Versicherten, indem es dem bedingungslosen und blindwütigen Therapieren und Operieren Vorschub leistet.

Seit Jahren decken mutige Journalisten die vorherrschende Korruption auf, die neben hochrangigen Ärzten und Politikern sowie gemeinnützigen Vereinen und Institutionen sogar die Chefetagen führender Fernsehsender und Zeitungsverleger infiltriert hat. Genützt hat es bis heute nicht viel. Die Zeche zahlt immer noch der Steuerzahler mit immer unverschämteren Leistungskürzungen und Beitragserhöhungen. Die Pharmaindustrie hat sich im Sinne des § 331 in unser politisches Entscheidungssystem hinein korrumpiert. Das Annehmen von Vorteilen und das sich als bestechlich „Bereitzeigen" ist im Grunde immer auch eine aktive Handlung/Haltung. Man erwartet nun mal, dass einem der Arzt hilft.

In Bezug auf den Glauben zu Gott gibt es das Sprichwort: Hilf dir selbst, so hilft dir Gott. Diese mittelalterliche Weisheit taucht schriftlich fixiert im 16. Jahrhundert beim Schriftsteller Justus Georg Schottelius in der Form: „Mensch, hilf dir selbst, so hilfet Gott mit" auf. Es gibt in Deutschland Ärzte, die verschreiben Kindern leichtfertig Antidepressiva! Ich (Jutta Schütz) frage mich, was das für Eltern sind, die auf die Idee kommen ihrem vierjährigen Kind einfach mal präventiv Antidepressiva zu geben. Bei Antidepressiva ist es sehr gravierend, weil da ja mehr oder weniger auch die Hirnstruktur verändert wird. Auch Barack Obama hat den

Zorn des pharmazeutisch-industriellen Komplexes auf sich gezogen. Er versucht, das US-amerikanische Gesundheitssystem zu reformieren, das derzeit 47 Millionen Bürger dieses Landes außen vor lässt. Hier stehen gigantische Summen auf dem Spiel, denn die Gesundheitsausgaben in den USA machen 18 Prozent des Bruttoinlandsproduktes aus.

Aber hier in Deutschland gilt immer noch: Return of invest! Was man reinsteckt, muss auch wieder rauskommen. In diesem Sinne: Lesen gefährdet die Dummheit!

Jede neue Erkenntnis muss zwei Hürden überwinden: Das Vorurteil der Fachleute und die Beharrlichkeit eingeschliffener Denkweisen. Irrlehren in der Wissenschaft brauchen 50 Jahre, bis sie ausgemerzt sind, weil nicht nur die alten Professoren, sondern auch ihre Schüler aussterben müssen! Max Planck (Deutscher Nobelpreisträger).

Die Pharma-Mafia, Märchenerzähler in weißen Kitteln - Quelle:

http://de.sott.net/article/5034-Die-Pharma-Mafia-Marchenerzahler-in-weien-Kitteln (05 Dez 2011) © Jutta Schütz

Im Gespräch mit der Schriftstellerin Jutta Schütz

Die Journalistin Carmen Hardock führte das Interview - Bruchsaler Woche Nr. 5 (03.02.2011)

Die Bruchsaler Buchautorin Jutta Schütz reist als Diabetes-Botschafterin seit 2009 durch mehrere Länder. Ihr Buch „Plötzlich Diabetes" (tredition Verlag - 2. Auflage) ist seit November dieses Jahres in der englischen Sprache (All of a sudden) weltweit vertreten. Ihr Buch unterscheidet sich stark von den Diabetikerbüchern, die aus der Sicht von Ärzten und Wissenschaftlern geschrieben sind. Als Selbstbetroffene möchte sie allen Diabetikern mit dem Typ 2 Mut machen.

Hardock (H): „Frau Schütz, was hat Sie veranlasst, dieses Buch zu schreiben?"

Schütz (Sch): „Wenn ich Ihnen alle Gründe hier aufzähle, sprengt es unser Interview, aber allein die Tatsache, dass am 14. November schon der Welt-Diabetes-Tag den Diabetes als globale Epidemie bezeichnet, ist schon Grund genug. Derzeit gibt es rund 283.300.000 (283,3 Millionen) Diabetiker weltweit und jeden Tag kommen 17280 neue Patienten hinzu.

Ich wollte keine Medikamente schlucken und informierte mich vom Tag der Diagnose an fast pausenlos über diese Krankheit.

Mein Mann sagte mir, dass es sehr wichtig ist, meine gesammelten Informationen in einem Buch wieder zu geben."

H: „Jetzt kennen wir Ihre Motivation zu schreiben. Aber warum ist es für Sie als Selbstbetroffene wichtig, die Menschen zu informieren? Wir sind das Land mit den meisten Ärzten."

Sch: „Weil ich leider immer wieder feststellen muss, dass Diabetiker überhaupt nicht informiert sind, was sie selbst unternehmen können, den Diabetes zu bekämpfen."

H: „Aber Diabetiker werden doch ausreichend geschult. Und jede Diabetiker-Schulung wird auch von den Krankenkassen bezahlt."

Sch: „Dies stimmt. Alleine die deutschen Krankenkassen bezahlen für die Krankheit Diabetes jährlich über eine Milliarde Euro. Frau Hardock, jetzt wäre es doch sicher angebracht zu fragen, ob eine Heilung von Diabetikern mit dem Typ 2 vielleicht unerwünscht ist?"

H: „Sie denken also, dass Diabetes heilbar ist?"

Sch: „Es gibt überhaupt keine Studien, die beweisen, dass diese Krankheit NICHT heilbar wäre. Dafür gibt es aber weltweite Studien, die beweisen, dass Medikamente voreilig verschrieben werden. Diabetes ist nur eine Krankheit von vielen und ein Milliardengeschäft für die Ärzte und die Pharmaindustrie. Viele dieser Diabetes-Medikamente haben gravierende Nebenwirkungen. Diabetiker werden nur leider sehr selten darüber informiert, dass eine Langzeit-Insulintherapie z.B. das Darmkrebsrisiko erhöhen kann, oder zu Herzkreislauferkrankungen führt. Da stellt sich dann auch die Frage, ob die Ärzte keine Zeit mehr haben oder einfach nur zu bequem sind, ihren Patienten mehr zu informieren.

Zum Beispiel hat Prof. Dr. med Peter Sawicki (Arzneimittelprüfer) zwei Diabetes Medikamente gestoppt, was der Pharmaindustrie nicht gefallen hat. Nun musste er seinen Platz räumen.

Ärzte legen auch großen Wert auf eine starke Senkung des Blutzuckerspiegels. Faramarz Ismail-Beigi von der Universität Cleveland zeigt an einer Studie mit 10.000 Diabetikern, dass durch eine intensivierte Therapie Spätfolgen der Zuckerkrankheit wie Gefäßschäden NICHT verzögert werden. Unabhängige Mediziner fordern schon lange, vom „glukozentrischen Weltbild" Abschied zu nehmen. Aber so etwas bekommt ein Diabetiker auch nicht zu hören."

H: „Sie haben mit der Ernährungsweise Low Carb gegen den Diabetes gekämpft. Können Sie mir mehr darüber erzählen?"

Sch: „Low Carb steht für eine Ernährungsweise, die den Blutzuckerspiegel konstant niedrig hält und gleichzeitig die Fettverbrennung ankurbelt. Diese Ernährungsform ist ein großer Schritt in Richtung eines wesentlich gesünderen Lebens und ein Weg aus dem größten Ernährungsdilemma unserer Zeit. Außerdem unterstützt sie den Stoffwechsel, statt gegen ihn zu arbeiten. Zu viele Kohlenhydrate begünstigen Zivilisationskrankheiten und machen hungrig.

Viele internationale Studien beweisen, dass der Verzicht auf übermäßige Kohlenhydratzufuhr den Blutzuckerspiegel und die Insulinausschüttung senkt und Stoffwechselentgleisungen wirkungsvoll vorbeugt.

Insulin ist ein Masthormon - Essen wir also zu viele Kohlenhydrate, verbrennt unser Körper weniger Fett. Dadurch sinkt unser gutes HDL-Cholesterin und die Triglyzerid-Werte erhöhen sich. Das schlechte LDL-Cholesterin wird aggressiv (atherogen)."

H: „Wie sieht es mit Vollkorn aus? Dies wird als Alternative zu Weißmehl oft von Ärzten und Ernährungswissenschaftlern empfohlen."

Sch: „Vollkorn ist noch viel schlimmer als Weißmehl! Lektine (nur eine Gruppe von Abwehrstoffen) sind Eiweißstoffe, die unsere roten Blutkörperchen verklumpen und die Darmwand durchlässig machen. Bei weißem Mehl werden die Lektine mit dem Keimling weitgehend abgetrennt. Im vollen Korn bleiben die Lektine erhalten. Sie sind hitzestabil. Dieses Weizen-Lektin steht im Verdacht, eine Reihe von Erkrankungen zu fördern. In verschiedenen Tierversuchen führte es zu Ablagerungen in den Blutgefäßen und zu Wachstumsstörungen. Es schädigt die Darmschleimhaut und vergrößert die Bauchspeicheldrüse. Da dieses Lektin die Darmwand durchlässig macht, gilt es als sehr bedenklich (bei entzündlichen Darmkrankheiten, Rheumaformen und Allergien). Jedes Getreide enthält außerdem noch: Phytin und Enzym-Inhibitoren. Diese Phytin und Enzyme beeinträchtigen unsere Verdauung, so dass wir all die Nährstoffe gar nicht voll ausnutzen können. Während der Backhitze werden Mineralstoffe gelöst und verändert (auch Phosphate, die in den Randschichten vorhanden sind). Im Magen werden diese Phosphate vollständig gelöst und es bildet sich daraus Phosphorsäure. Der Körper wird durch diesen Prozess massiv entkalkt. Es entsteht Osteoporose!"

H: „Ist diese Low Carb Ernährung auch gegen andere Krankheiten gut?"

Sch: „AD(H)S (Hyperkinetisches Syndrom) ist eventuell durch eine Umstellung auf eine „kohlenhydratarme" Ernährung einzudämmen. Wissenschaftler stellten fest, dass für diese Störung „ein neurobiologisches Defizit im Gehirn-Stoffwechsel" die Ursache sein könnte. Durch einen Mangel an „Neurotransmittern" werden die Aufmerksamkeit, das Weiterleiten von Nervenimpulsen und die Informationsverarbeitung geschwächt. Es gibt Untersuchungen, dass der Zuckerstoffwechsel bei diesen Kindern verlangsamt ist und Teile des Gehirns, die für Aufmerksamkeit zuständig sind, mit zu wenig Glukose versorgt werden. Als AD(H)S Ursache werden die gleichen Neurotransmitter diskutiert, die außerdem auch bei Migräne eine entscheidende Rolle spielen könnten. Es gibt seit dem Jahr 1940 beweisbare Studien, dass man Krankheiten durch eine kohlenhydratarme Ernährung heilen kann. Noch nie sind Ernährungsforschungen so vielseitig und intensiv betrieben worden wie in den letzten hundert Jahren. Aber ist der Gesundheitszustand unserer Menschen dadurch wirklich besser geworden? Haben die Empfehlungen der Ernährungsexperten so wenig Gewicht oder ist die gesunde Ernährung vielleicht gar nicht so gesund?

Es gibt viele Ernährungstheorien mit zum Teil unterschiedlichen Empfehlungen. Im Schaub Institut gibt es über 200 Bücher und Unterlagen von verschiedenen Ernährungsformen. Fast alle kommen zu einem gemeinsamen Ergebnis, dass zwischen Nahrungswahl und Gesundheitszustand ein Zusammenhang besteht. Unsere Verdauungsorgane sind das Wurzelsystem unseres Körpers."

H: „Wohin hat Sie Ihr Buch auf Ihren Lesereisen schon geführt?"

Sch: „Letztes Jahr war schon heftig. Ich wurde nach Luxemburg, Paris, London bis nach San Francisco eingeladen, um mein Buch zusammen mit Low Carb vorzustellen. Die amerikanischen Geschäftsleute haben sich schon lange auf eine kohlenhydratarme Ernährung eingestellt. So gibt es schon bei Subway und anderen Lokalen viele Low Carb Menüs. Zum Beispiel bei Burger King schmecken die Hamburger ohne Brötchen sehr lecker, den Fleischkloß mit den Zutaten hält ein dickes Salatblatt zusammen.

Es war für mich auch sehr spannend, zum ersten Mal in Birmingham den Frankfurter Christmarket zu besuchen oder in London ein privates Low Carb Event „zusammen mit Wolfgang Fiedler" für über 100 Personen zu zaubern. In England haben sich schon jede Menge Restaurants auf diese Ernährungsumstellung eingestellt. Man kann sich aussuchen, ob man lieber beim Inder, Italiener oder auch beim Japaner speisen möchte.

In Paris am Montmartre in einem kleinen Kaffee haben wir (mit Herrn Fiedler) ein Low Carb Frühstück gezaubert. Auch in Frankreich ist diese Ernährungsweise schon sehr lange bekannt. Sie geht in das Jahr 1825 zurück. Der franz. Meisterkoch Jean-Anthelme Brillat-Savarin veröffentlichte in diesem Jahr das Buch: Physiologie des Geschmacks. Er schrieb in diesem Buch, dass die vielen Kohlenhydrate dick und krank machen.

Dieses Jahr war ich auch kurz in den USA, Cornwall und im März auch in Abu Dhabi. Das Thema Diabetes hat dort für die Gesundheitsbehörde (Health Authority) oberste Priorität. Die Vereinigten Arabischen Emirate haben mit über 20% der Bevölkerung die zweithöchste Diabetes-Rate der Welt. Professor Edwin Gale von der Bristol University in Großbritannien hat diesen 1. Kongress mit einem Hauptvortrag über die Insulintherapie eröffnet.

Seine Hoheit Zaid Al Siksek (Gesundheitsbehörde) setzt sich sehr für dieses Thema ein."

H: „Wie ich erfahren konnte, haben Sie auch hier in Deutschland einige Reha-Kliniken besucht. Gab es dort auch nur positives Feedback?"

Sch: „Leider nein. Dazu muss man aber auch die ganzen Hintergründe kennen, wie schwer es heute die staatlichen Kliniken haben. Die Patienten würden sich noch eher auf eine kohlenhydratarme Ernährung einlassen, die Diätassistenten spulen immer noch ihr gelerntes Programm ab und wollen auch keine Belehrung annehmen. Sie dürfen es auch nicht. Es ist auch so wie bei vielen Diabetiker-Schulungen, dass diese Seminare von der Pharmaindustrie bezahlt werden. Da erzählt dann so eine Dame den Patienten was von Diabetes und im Essen gibt es dann fast in jedem Salat Zucker. Hört sich Paradox an, habe ich aber selbst überprüfen können. Dieser Chefkoch wusste noch nicht einmal, welche Zutaten sich in der Kohlroulade befinden. Vor dem Speisesaal stand ein großer Glaskasten, worin die Packungen von Lebensmitteln lagen, in denen sich Zucker befindet. Ich hätte eigentlich auch einen Zettel vom Speiseplan dranheften sollen – wegen des Zuckers in ihren Speisen.

Man kann aber mit den Ärzten und der Küche reden, viele gehen einen Kompromiss ein, zu Gunsten der Patienten, die Low Carb leben möchten."

H: „Frau Schütz, was wäre an dieser Stelle Ihr Schlusswort für diesen Artikel?"

Sch: „Deutschland ist das Land der meisten Ärzte und Vorsorgeuntersuchungen, aus diesem Grunde ist es paradox, warum die Menschen immer kränker werden. Fast jeden Tag wirft die Pharmaindustrie neue Medikamente auf den Markt, die Praxen der Ärzte werden immer voller und die Top-Gehälter für viele Krankenkassen-Manager steigen in die Höhe.

Unser Gesundheitssystem, wie wir es im Moment in Deutschland erleben, ist eine faule, stinkende Sache. Und wer dagegen vorgeht, wird mal schnell entsorgt, so wie es dem mächtigen Pharmakritiker Sawicki ergangen ist. Die Pharma-Industrie versteht eben keinen Spaß, erst recht nicht, wenn die Kritik ernst gemeint war. Leider gibt es auch sehr viele Ärzte, die ihren Patienten gerne Fachausdrücke um die Ohren hauen, damit der Patient keine schlauen Fragen stellen kann und tut, was ihm befohlen wurde.

Ich würde mir wünschen, wenn die Patienten sich selbst gegenüber mehr Verantwortung zeigen und sich mehr über ihre Krankheit informieren würden – außerhalb der Arztpraxis. Das würde auch sehr drastisch unser Gesundheitssystem entlasten."

H: „Vielen Dank für diese interessanten Informationen und ich wünsche Ihnen alles Gute."

Low Carb Rezepte

Eiweißpulver als Mehlersatz (Proteinpulver)

In vielen Rezepten „mit Eiweißpulver" wird ein Proteinpulver mit wenig KH (Kohlenhydrate) verwendet.

Bei kohlenhydratarmer Ernährung (Low Carb) achtet man auf die KH. Die KH sind von Firma zu Firma verschieden (0,5 KH auf 100 g – 2,8 KH auf 100 g).

Das Eiweißpulver wird von Sportlern „eigentlich" für den Muskelaufbau benutzt. Es eignet sich auch zum Backen und Kochen in einer kohlenhydratarmen Ernährung.

Man bekommt dieses Pulver in allen möglichen Geschmacksrichtungen (auch mit neutralem Geschmack). Kaufen kann man es in Sportgeschäften, Bodybuildershops, großen Supermärkten und Reformhäuser.

Wer mehr Infos über Eiweißpulver erfahren möchte, gibt dieses Wort einfach als Suchfunktionswort ein. Bitte habt Verständnis dafür, dass ich diesbezüglich nicht jedem per e-Mail antworten kann.

Körnerbrot ohne Gluten

<u>Zutaten:</u>

500 g Sesamkörner

500 g Leinsamen

400 g Sonnenblumenkerne (kann man auch weg lassen)

600 g gem. Mandeln

700 g Eiweißpulver

6 Päckchen Trockenhefe

1 gehäufter EL Salz

6 Eier

250 ml Olivenöl, 750 g sehr warmes Wasser

<u>Zubereitung:</u>

Eine sehr große Schüssel nehmen, alle trockenen Zutaten (auch die Trockenhefe) hinein geben und gut durchmischen. Anschließend alle nassen Zutaten hinzu geben und gut durchkneten. Der Teig bröselt etwas.

Auf einer Waage je 400 g abwiegen und zu einer länglichen (Durchmesser: zirka 7 – 8 cm) Rolle formen. Die Rolle ist zirka 13 – 15 cm lang. Auf ein Backblech (mit Papier auslegen – NICHT einfetten) passen 6 Brote. Backzeit: zirka 45 Minuten bei 180 Grad. Jedes Brot in zirka 8 – 10 Scheiben schneiden und einfrieren (Zwischen jede Scheibe ein kleines Stück Alufolie legen). Frisch hält sich das Brot zirka 3 – 4 Tage! Gefroren nach Bedarf auf den Toaster legen und jede Seite einmal toasten.

Große Menge zum Einfrieren! Zubereitung: zirka eine Stunde.

Menge: Ergibt 10 Brote à 400 g / Pro Brot 8 – 10 Scheiben

Pro 1 Scheibe = 12 KH

Kohlenhydratangaben pro 100 g:

Sesam: 10,2 - Leinsamen: 0,0 – Sonnenblumenkerne: 12,3 – Eiweißpulver: 1,5 – Mandeln: 5,0 – Trockenhefe: 0,0 – Eier: 0,0 – Olivenöl oder Butter: 0,0. Gesamt: 39,00 Kohlenhydrate

Zum Vergleich: 100 g Weizenmehl haben zirka 71,7 Kohlenhydrate!

Cracker

Zutaten:

500 g gemahlene Mandeln

100 g Sojamehl

150 g Gluten (Weizenkleber)

100 g Butter, 4 Eier

2 Eiweiße zum Bestreichen

1 EL Salz, 1 EL Kümmel,

3 EL Sesamkörner, 2 EL Steviastreusüße

2 – 3 gehäufte EL Eiweißpulver

100 ml Sahne, 100 g geriebenen Käse

Zubereitung:

Gemahlene Mandeln, Sojamehl und das Gluten mischen und die zerlassene Butter, Eier, Süßstoff und Salz zu einem Teig verkneten. Eventuell (nur wenig) Sahne hinzu geben.

30 Minuten im Kühlschrank ruhen lassen.

Den Teig zirka 3 mm ausrollen. Wenn sich der Teig nicht gut rollen lässt, etwas Eiweißpulver hinzu geben und wieder kneten.

Runde Taler ausstechen (Schnapsglas) und sie auf ein Backblech (mit Backpapier) legen. Mit Eiweiß bestreichen und mit Käse, Kümmel oder Sesam belegen. Im vorgeheizten Backofen bei 220 Grad zirka 16 Minuten backen.

Walnussbrot

Zutaten:

200 g gemahlene Walnüsse

200 g geschrotete Leinsamen

100 g Weizenkleie

120 g neutrales Eiweißpulver

1 kg Quark, 8 Eier

4 TL Backpulver

1 gehäufter TL Salz

Zubereitung:

Alle Zutaten in einer großen Schüssel zu einem Teig verarbeiten und 20 Minuten ruhen lassen. Sollte der Teig zu nass sein, geben Sie bitte noch einen Löffel Eiweißpulver hinzu.

Anschließend den Teig zu einem Brot formen. Sie können den Teig auch in einer Kuchenform backen.

Im Backofen bei 170 Grad für zirka 45 Minuten backen.

Eventuell zum Schluss mit Alufolie abdecken.

Rucolasalat mit Avocado

Zutaten:

3 Avocado

3 Rucola

12 Cocktailtomaten (oder 6 andere Tomaten)

200 g geriebenen Parmesan

5 EL Sonnenblumenkerne

3 EL Balsamico-Essig

½ TL Senf

1 EL Steviastreusüße

2 EL Olivenöl, 4 EL Sahne

1 TL Salz, ½ TL Pfeffer

Zubereitung:

Rucola waschen und in kleine Stücke zupfen. Avocado schälen, entkernen würfeln. Tomaten waschen, Kerne entfernen und in Viertel schneiden. Sonnenblumenkerne ohne Zugabe von Fett rösten und abkühlen lassen.

Balsamico-Essig, Olivenöl, Senf, Sahne und Stevia Streusüße zu einer Soße verrühren und mit Salz und Pfeffer würzen. Rucola,

Avocado und Tomaten in eine Schüssel geben und die Soße unterheben. Mit Sonnenblumenkernen und Käse garnieren.

Diese 4 Rezepte stammen aus dem Buch:

Low Carb Party **-** 10 Personen Brunch – Backen im Glas

Autoren: Jutta Schütz & Sabine Beuke (Verlag: BoD)

ISBN: 978-3-7322-3250-5

Buchrückentext: In diesem Low Carb Buch präsentieren die Bestseller Autorinnen „Jutta Schütz" und „Sabine Beuke" einen tollen Low Carb Brunch für 10 Personen mit dem dazugehörigen Einkaufszettel und auch das Backen im Glas wird ganz unkompliziert erklärt.

Ingwer-Erdbeerbowle

Zutaten:

1 walnussgroßes Stück Ingwerwurzel

1 kg Erdbeeren

2 – 3 EL Zitrone

1 L eiskaltes Mineralwasser

1 L Sekt (Halbtrocken)

Zubereitung:

Den Ingwer schälen und in kleine Stücke schneiden. In einem geschlossenen Topf mit 500 ml Wasser 10 - 15 Min köcheln, abkühlen lassen und in einen Eiswürfelbehälter füllen. Geben Sie ein paar

Stücke Erdbeeren dazu. Im Eisfach zirka 5 Stunden gefrieren lassen. Die Erdbeeren waschen, putzen und klein schneiden. Mit Zitronensaft in einem Bowlengefäß mischen und etwas durchziehen lassen. Kurz vor dem Servieren die Erdbeeren mit dem Mineralwasser und dem Sekt aufgießen und die Ingwereiswürfel zugeben.

Überbackene Austern

<u>Zutaten:</u>

18 Austern

3 Becher Crème double

1 TL Rosmarin

2 TL Estragon

2 EL Zitronensaft

<u>Zubereitung:</u>

Die Austern öffnen, den Austernsaft in der Schale belassen und die Austern in der Schale auf ein Backblech (mit Backpapier auslegen) legen. Creme double mit dem Estragon und Rosmarin mischen und auf den Austern verteilen.

Im vorgeheizten Backofen 15 – 20 Minuten auf 220 Grad backen, bis die Creme goldbraun ist. Mit dem Zitronensaft beträufeln.

Lachs Zitronen Spieße

Zutaten:

600 g Lachsfilet (Mittelstück ohne Haut)

2 unbehandelte Zitronen

6 Lorbeerblätter

3 - 4 EL Zitronensaft

1 TL Salz, ½ TL Pfeffer

6 Holzspieße

Öl für die Alufolie

Alufolie

Zubereitung:

Lachsfilet in grobe Würfel schneiden. Zitronen waschen und in dünne Spalten schneiden. Lachs, Zitronenspalten und Lorbeer auf Spieße stecken. Mit Zitronensaft beträufeln und mit Salz und Pfeffer würzen. Spieße auf geölte Alufolie legen und auf dem heißen Grill 10 – 15 Minuten grillen. Öfters wenden.

Spargelsalat mit Erdbeeren

Zutaten:

500 g Erdbeeren

250 g grünen Spargel

250 g weißen Spargel

1 Rucola (Dekoration)

2 EL Zitronensaft, 3 EL Nussöl

Mark einer Vanilleschotte, ½ TL Pfeffer, ½ TL Salz

Zubereitung:

Einen großen Teller mit Rucola dekorieren. Darauf wird im Anschluss der Erdbeer-Spargelsalat serviert.

Den Spargel putzen und schälen (beim Grünen nur das untere Drittel). Den Spargel in mundgerechte Stücke schneiden und im Salzwasser dünsten. Dabei dem weißen Spargel 8 Minuten Vorsprung geben (er braucht länger). Abkühlen lassen. Spargel zusammen mit den Erdbeeren auf den Salat geben. Zitronensaft, Vanille, Gewürze Nussöl mischen und über den Salat geben.

Diese 4 Rezepte stammen aus dem Buch:

Low Carb Hexenküche - Erotische & aphrodisische Rezepte

Autoren: Jutta Schütz & Sabine Beuke, Verlag: Books on Demand GmbH, Norderstedt - ISBN: 978-3-7322-4462-1

Buchrückentext: Lebensmittel, die die sexuelle Lust steigern - gibt es sie wirklich? Die Bestsellerautorinnen Jutta Schütz und Sabine Beuke haben sich in diesem Koch/Back-Buch intensiv mit dem Thema beschäftigt und sie sind sich sicher, dass es sie gibt. Dieses Buch beschäftigt sich mit aphrodisierenden und erotischen Rezepten für alle Verliebten – weil Liebe durch den Magen geht. Wer noch auf der Suche nach einem Liebesrezept für sein Herzblatt ist, wird bei uns sicherlich fündig werden. Das exklusive Low Carb Kochbuch (kohlenhydratreduzierte Lebensform) lädt dazu ein, beim Kochen und Essen mehr Sinnlichkeit und Lust zu erfahren. Die darin enthaltenen 32 Rezepte sind durchweg einfach und unkompliziert in der Zubereitung und so auch für Kochanfänger leicht nachkochbar. Zu der gesunden Low Carb Ernährung gesellen sich aphrodisische Lebensmittel, die vollgepackt sind mit Vitaminen und Mineralstoffen. Das heißt: Doppelte Gesundheit, Leistungsfähigkeit und körperliches Wohlbefinden.

Viel Spaß beim Hexen und Verführen wünschen Ihnen Sabine Beuke und Jutta Schütz

Hackfleischbällchen

<u>Zutaten:</u>

500 g gemischtes Hackfleisch

1 Zwiebel, 1 Knoblauchzehe, 1 Paprika, 1 Möhre

1 TL Salz, ½ TL Pfeffer, 1 TL Curry

½ TL Chillipulver, 1 TL Oregano

1 TL Tomatenmark

1 TL scharfen Senf

2 Eier

3 EL Olivenöl

<u>Zubereitung:</u>

Zwiebel, Knoblauch, Paprika und die Möhre in kleine Würfel schneiden. Eine große Schüssel nehmen und alle Zutaten hinein geben. Mit nassen Händen Tennisball große Fleischklopse formen. Auf einen Teller bereit legen. Pfanne heiß werden lassen und das Öl hinein geben. Die kleinen Fleischklopse auf jeder Seite zirka 6 Minuten braten. Fertig.

Tipp:

Sie könnten die Klopse auch in einer Gemüsebrühe garen. Die Brühe darf nicht kochen. Die Klopse brauchen in der Brühe zirka 15 Minuten.

Wenn Sie einige Klopse einfrieren möchten, legen Sie die Klopse bitte nur nebeneinander zum Einfrieren.

Die eingefrorenen Klopse können Sie direkt auf dem Herd in einer Pfanne oder in einer Soße zubereiten (langsam garen). Im Kühlschrank dauert es ein paar Stunden, bis die Klopse aufgetaut sind. Sie können die Fleischklopse sehr gut im gefrorenen Zustand in einer Plastik-Dose transportieren.

Panierte Schweine-Schnitzel

Zutaten:

500 – 600 g Schnitzelfleisch

3 Eier

200 g gemahlene Mandeln

1 TL Salz, ½ TL Pfeffer, ½ TL Curry

1 TL Paprikapulver (süß), 1 TL Knoblauchpulver

6 – 8 EL Sonnenblumenöl

Zubereitung:

Wenn Sie Fleisch am Stück gekauft haben, schneiden Sie dünne Schnitzel daraus. Zerteilen Sie die Schnitzel in Minischnitzel.

Stellen Sie zwei Schüsseln bereit. In die eine Schüssel geben Sie die gemahlenen Mandeln. In die andere Schüssel geben Sie die Eier und die Gewürze und schlagen mit einer Gabel oder einem Schneebesen die Eimasse schaumig.

Die kleinen Schnitzel zuerst in die Eimasse geben und dann mit den gemahlenen Mandeln panieren. Eine Pfanne heiß werden lassen und das Öl hinzu geben (Zuerst nur drei EL Öl). Die kleinen Schnitzel vorsichtig in die Pfanne legen. Auf mittlerer Stufe die Schnitzel auf jeder Seite zirka 6 Minuten braten. Vorsichtig wenden. Nehmen Sie einen großen Teller und belegen Sie ihn mit Haushaltspapier. Diese Papiertücher (von der Rolle) saugen viel Fett auf. Darauf geben Sie die fertigen Schnitzel.

Tipp:

Die Schnitzel halten sich 3 Tage im Kühlschrank, man kann sie auch einfrieren. Sie können auch Rouladenfleisch (vom Schwein) kaufen, die sind schon dünn geschnitten. Aus jeder Roulade schneiden Sie 3 – 4 kleine Schnitzel.

Für den nächsten Tag können Sie folgendes Gericht zaubern:

Nehmen Sie ein Backblech und geben Sie darauf etwas Sahne. Legen Sie die fertig gebratenen Schnitzel auf die Sahne. Sie können Ananasscheiben aus der Dose (es gibt sie auch ohne Zucker) auf die Schnitzel geben und darauf eine Scheibe Käse legen. Oder Sie belegen die Schnitzel mit Tomatenscheiben und Käse.

Sie können auch Gemüse aus der Dose über die Schnitzel geben und darauf den Käse. Mit Pilzen aus der Dose und noch etwas Sahne über die Schnitzel schmecken sie wie Jägerschnitzel.

Spargel-Schinken-Röllchen

<u>Zutaten:</u>

8 Scheiben gekochten Schinken

8 Scheiben Käse (egal welchen Käse)

6 Eier, 200 ml Sahne

200 g geriebener Käse (egal welchen Käse)

2 Gläser Spargel

½ Salz, ¼ TL Pfeffer, ½ TL Curry

½ TL Knoblauchpulver

<u>Zubereitung:</u>

Jede Schinkenscheibe mit einer Käsescheibe belegen und 2 - 3 Spargel darauf legen und zu Röllchen einwickeln. In eine Auflaufform geben. Die Eier verquirlen, einen kleinen Schuss Sahne dazu geben, würzen und über die Röllchen gießen. Den geriebenen Käse darüber streuen und bei 180 Grad 20 - 25 Minuten im Backofen überbacken.

Walnuss-Waffeln

<u>Zutaten:</u>

6 Eier

80 g gemahlene Walnüsse, 3 – 4 EL Sonnenblumenöl

120 g Eiweißpulver, 1 Tütchen Backpulver

1 Backaroma-Vanille, 5 TL flüssigen Süßstoff

Zubereitung:

Eier trennen und Eiweiße steif schlagen. Das Eigelb mit den restlichen Zutaten (ohne das Öl) verrühren und das steife Eiweiß unterheben. Goldgelbe Pfannkuchen backen.

Tipp:

Sie können die Waffeln bis zu 4 Tage im Kühlschrank aufbewahren oder auch einfrieren. Gefrorene Waffeln auf dem Toaster oder im Backofen cross toasten/backen.

Die Waffeln schmecken mit Quark und Joghurt sehr gut.

Wenn Sie die Waffeln ohne Süßstoff backen, dann können Sie sie mit Wurst oder Käse belegen oder als Pizzaboden benutzen.

Diese 4 Rezepte stammen aus dem Buch:

Low Carb - Für Berufstätige und für Unterwegs oder für ein Picknick, Autor: Jutta Schütz, Verlag: Books on Demand GmbH, Norderstedt, ISBN: 978-3-7322-4328-0

Buchrückentext: Mit 42 Rezepten in diesem Buch zeigt die Bestseller-Autorin „Jutta Schütz", dass man eine gesunde Ernährung in Beruf, Familie und Freizeit doch sehr gut unter einen Hut bringen kann. Ein kluges Zeitmanagement und die richtige Lebensmittelauswahl machen es möglich, in einer Low Carb Ernährung für Berufstätige und Zuhause ruckzuck schmackhafte Mahlzeiten zuzubereiten. Ernährungsbewusste Arbeitnehmer kennen keine Leistungstiefs, sie halten sich fit mit der Low Carb Ernährung. Selbst kochen und Zeit sparen erfordert eine gute Planung. Die dreifache Menge an einem Tag gekocht, ergibt eine Mahlzeit für den nächsten Abend, für die Arbeit und zum Einfrieren.

„Selbst kochen" muss nicht kompliziert sein, mit den richtigen Rezepten macht das Kochen Spaß und auch in diesem Koch/Back-Buch kommen Vegetarier nicht zu kurz.

Gebackener Fisch (Südsee)

<u>Zutaten:</u>

1 kg Fischfilet

200 g frische Kokosnuss raspeln (es geht auch getrocknete Kokosnuss)

2 Tassen Sahne

Saft von je einer ½ Zitrone und einer Orange

1 TL Salz

½ TL Pfeffer

2 EL Öl

Etwas Butter

<u>Zubereitung:</u>

Die Sahne mit der Milch der Kokosnuss mischen und 12 Minuten kochen (dann erkalten lassen).

Das Fischfilet mit dem Zitronen/Orangen-Saft und dem Öl beträufeln und mit den Gewürzen einreiben. In eine flache Form legen, die mit Butter ausgestrichen ist. Mit der Milch bedecken und im Ofen 40 – 45 Minuten backen.

Hähnchen-Suppe (Australien)

Zutaten:

250 g Speck

1 Hähnchen (es geht auch ein Suppenhuhn)

1 Bund Suppengrün

1 Lorbeerblatt

2 Zwiebeln

2 Knoblauchzehen (halbieren)

6 Tomaten (enthäuten – oder aus der Dose)

1 Möhre

Salz, Pfeffer, geriebene Muskatnuss, Cayennepfeffer

2 EL Butter

4 EL gemahlene Mandeln

Etwas Schnittlauch zum streuen (Muss aber nicht sein).

Zubereitung:

Geflügel mit den Gewürzen, Zwiebeln und Möhre in kaltem Wasser zum Kochen bringen und 2 Stunden garen.

Den Speck würfeln und den zerdrückten Knoblauch in der Butter anbraten, die Tomaten dazu geben und mit etwas Hühnerbrühe ablöschen und zu der Suppe geben. Geflügel klein schneiden und warm stellen. Butter schmelzen und die Mandeln etwas anbraten und über die Suppe streuen (auf dem Teller). Mit etwas grünem Schnittlauch sieht es auf dem Teller richtig toll aus.

Roher Fisch (Japan)

Zutaten:

200 g frischer Thunfisch (Filetiert) – dünne Scheiben

200 g frischer Seebarsch (Filetiert) – dünne Scheiben

2 kleine gekochte Möhren

6 dünne Scheiben Limetten (es geht auch Zitrone)

Etwas Lauch- und Rettich-Streifen

3 EL japanische Sojasauce, 3 EL Reis-Wein (oder Sherry)

2 TL geriebener Meerrettich

Zubereitung:

Die Fisch-Scheiben auf einem Teller anrichten. Die gekochte Möhre in Scheiben schneiden, dazu geben. Mit den Limetten-Scheiben, Rettich- und Lauchstreifen garnieren. Die Sauce mit dem Sherry mischen und dem geriebenen Meerrettich vermischen und in kleinen Schälchen servieren. Die Fischstückchen werden darin getunkt.

Gemüse mit Erdnuss-Sauce (Indonesien)

Zutaten:

500 g frische grüne Bohnen (gar kochen)

4 Möhren (gar kochen)

500 g frischen Blumenkohl (gar kochen)

½ Staude Chinakohl

½ Salatgurke (in dünne Scheiben schneiden)

2 Kartons Kresse (klein schneiden)

5 hart gekochte Eier (viertel)

½ TL weißer Pfeffer, etwas Salz

Das Gemüse auf die Teller anrichten und würzen. Die Erdnuss-Sauce darüber geben.

Sauce-Zutaten:

7 EL Erdnussöl, 2 EL getrocknete Zwiebeln, 2 Knoblauchzehen (zerdrücken), 2 TL Sambal Oelek, ½ TL Shrimp-Paste

4 EL Erdnussbutter (ohne Zucker)

½ TL Salz, etwas Pfeffer, 2 EL Sojasauce

Ein paar Spritzer flüssiger Süßstoff, 1 EL Zitronensaft

Zubereitung:

Öl erhitzen und die Zwiebel darin goldgelb braten, abtropfen lassen. 2 EL Öl in die Pfanne und den Knoblauch, Shrimp-Paste und den Sambal Oelek darin anbraten. Die Erdnussbutter und 1/8 Liter Wasser zufügen und ein paar Minuten kochen lassen. Die Sauce mit den Gewürzen abschmecken und die Zwiebelflocken unterrühren.

Diese 4 Rezepte stammen aus dem Buch:

Low Carb Weltreise – Kohlenhydratarme (Low Carb) Spezialitäten aus der ganzen Welt, Autorin: Jutta Schütz, Verlag: Herausgeber: FIT GESUND SCHÖN, Verlag: tredition GmbH, Hamburg

ISBN: 978-3-8424-0084-9

Seelachs Zucchini Suppe

Zutaten:

800 g Seelachs

350 g Zucchini

½ L Weißwein

2 Knoblauchzehen

1 L Gemüsebrühe

120 g Kirschtomaten

2 Lorbeerblätter, 1 ½ Zwiebel

½ Bund Petersilie, 2 Gewürznelken

Saft einer halben Zitrone

Butter, Salz, Pfeffer

Zubereitung:

Vorab wird der Fisch mit Salz, Pfeffer und Zitronensaft gewürzt und beiseite gestellt. Der Knoblauch und die Zwiebeln werden fein geschnitten und mit der Butter angebraten. Es wird mit dem Wein abgelöscht. Zusätzlich kommen die Gewürznelken, das Lorbeerblatt und die Petersilie mit hinein. Der Sud wird bis zur Hälfte reduziert und dann mit der Gemüsebrühe aufgefüllt. Mit Salz und Pfeffer würzen. Jetzt wird der Fisch in Stücke und die Zucchini in feine Scheiben geschnitten. Die Tomaten werden gehäutet und ebenfalls klein geschnitten.

Diese Zutaten kommen nun auch in die Suppe und werden etwa 10 Minuten gegart. Nun kann serviert werden!

Matjes Salat

Zutaten:

10 - 15 Matjesfilets

1 Bund Radieschen, 2 Zwiebeln

3 EL Zitronensaft, 1 Bund Dill

2 Äpfel, säuerlich

250 - 300 g saure Sahne

Salz, Pfeffer

Zubereitung:

Zunächst schälen und entkernen Sie die Äpfel. Dann schneiden Sie die Äpfel und die Radieschen in feine Scheiben. Die Zwiebeln und die Kräuter werden gehackt. Die Matjesfilets schneiden Sie in mundgerechte Stücke. Alle Zutaten kommen nun in eine Schüssel und werden mit der Sahne und dem Zitronensaft angemacht. Es wird mit Salz und Pfeffer gewürzt. Gut umrühren und anschließend mit Folie gut abdecken und einige Zeit stehen lassen, so dass die Matjes gut durchziehen können.

Krabben mit Knoblauch und Tomaten

Zutaten:

1 kg Krabben

12 Tomaten, klein

1 großes Stück Sellerie

1 - 2 Zwiebeln

4 - 5 EL Petersilie, 1 - 2 Knoblauchzehen

1 Lorbeerblatt, 1 TL Butter

½ TL Thymian, Cayennepfeffer

Meersalz Pfeffer aus der Mühle

<u>Zubereitung:</u>

Zunächst bereiten wir uns zwei separate Pfannen vor. In der einen werden die Tomaten gedünstet. Vergessen Sie nicht, diese vorher zu häuten. Einen Tipp: Tomaten leicht einschneiden und dann kurz in Kochendes Wasser legen. Die Haut lässt sich dann ganz leicht abziehen. In der Zweiten werden die gehackten Zwiebeln in der Butter angebraten. Anschließend geben wir die Tomaten zu den Zwiebeln und lassen Sie köcheln.

In der Zwischenzeit verarbeiten wir den Sellerie zu kleinen Würfeln, und geben ihn mit zu den Tomaten. Auch der Knoblauch wird mit hinein gepresst. Zum Schluss kommen noch das Lorbeerblatt, der Thymian und die Petersilie dazu. Etwas köcheln lassen. Mit Salz, Pfeffer, Cayennepfeffer abschmecken. Ist dies geschehen kommen die Krabben mit hinein und das Ganze noch etwa 10 Minuten köcheln lassen.

Frittiertes Gemüse mit grüner Soße

<u>Zutaten für die Soße:</u>

2 Knoblauchzehen, 2 Bund Petersilie

1 – 2 EL Kapern

2 EL Weißweinessig

2 - 3 EL gem. Haselnüsse

10 EL Olivenöl, Salz, Pfeffer

für den Teig und das Gemüse:

4 – 6 Seelachs Filets

2 Eier, 120 g Kichererbsen Mehl

250 g grüner Spargel

1 Zucchini, 1 große Zwiebel

Öl zum Frittieren

Zubereitung:

Die Eier in einer Schüssel aufschlagen, verquirlen und das Kichererbsen-Mehl mit einem Schneebesen gut unterrühren. Den Spargel, Zucchini und die Seelachsfilets waschen und in kleine Stücke schneiden. Die Zwiebel schälen und würfeln. Das Öl in einem großen Topf erhitzen. Das Gemüse unter den Teig mischen und mit einem Löffel jeweils etwas Gemüse in das Öl legen.

Die Gemüsestückchen sowie den Seelachs etwa 3 - 4 Minuten frittieren und abtropfen lassen. Die fertigen Stückchen im Herd bei geringer Hitze warm halten. Den Knoblauch schälen, die Petersilie waschen und Blättchen abzupfen. Alles mit den Kapern, dem Essig, den Haselnüssen, dem Öl und etwas Wasser pürieren. Die Soße mit Salz und Pfeffer abschmecken und mit den Gemüsestückchen und Seelachsfilets servieren.

Diese 4 Rezepte stammen aus dem Buch:

Fiedlers Schlemmerküche - Fisch- und Fleisch-Gerichte, Autor: Wolfgang Fiedler, Verlag: Shaker Media GmbH

Austern auf dem Backblech

Alle Rezepte sind für eine Person

<u>Zutaten:</u>

9 Austern

1 Becher Crème double

½ TL Rosmarin

½ TL Estragon

1 EL Zitronensaft

<u>Zubereitung:</u>

Die Austern öffnen, den Austernsaft in der Schale belassen und die Austern in der Schale auf ein Backblech (mit Backpapier auslegen) legen. Creme double mit dem Estragon und Rosmarin mischen und auf den Austern verteilen.

Im vorgeheizten Backofen 15 – 20 Minuten auf 220 Grad backen, bis die Creme goldbraun ist. Mit dem Zitronensaft beträufeln.

Austern mit Lauch

<u>Zutaten:</u>

2 hartgekochte Eier

1 kleine Dose geräucherte Austern

½ Stange Lauch

2 EL Mayonnaise

½ TL Basilikum

2 EL Worcestersoße

1 Zitrone

Je eine Prise Salz, Pfeffer

2 EL Olivenöl

Zubereitung:

Die Eier in Scheiben schneiden und den Lauch in feine Streifen schneiden.

Die Pfanne heiß werden lassen und den Lauch 2 Minuten im heißen Olivenöl anschwitzen. Die geräucherten Austern gut abtropfen lassen. Die Mayonnaise mit dem Saft von einer halben Zitrone verrühren und mit den Gewürzen abschmecken. Die Eier und den Lauch unterheben. (2 Scheiben Eier zum Garnieren aufheben.)

Zum Schluss die geräucherten Austern sehr vorsichtig unterheben und den Salat vor dem Servieren 2 Stunden im Kühlschrank durchziehen lassen. Die zweite Hälfte der Zitrone in dünne Scheiben schneiden und auf dem Salat mit den 2 Scheiben Eiern garnieren.

Diese 2 Rezepte stammen aus dem Buch:
Low Carb Revolution - Warum sollte man kohlenhydratarm leben? Autoren: Wolfgang Fiedler und Jutta Schütz, Verlag: Books on Demand GmbH, Norderstedt, ISBN 978-3-7322-4361-7

Buchrückentext: Die Low Carb Ernährung stellt ein revolutionäres Ernährungskonzept vor. Sie basiert auf der Erkenntnis, dass zu viele Kohlenhydrate in der täglichen Nahrung nicht gut sind für den Menschen. Ernährungswissenschaftler haben herausgefunden, dass das Zuviel an Kohlenhydraten den Blutzuckerspiegel in die Höhe schnellen lässt, was dazu führt, dass viel Insulin ausgeschüttet wird.

Wer an leicht verständlichen Informationen über Zusammenhänge zwischen Low Carb und Ernährung interessiert ist, wird mit diesem Ratgeber bestens informiert. Was zunächst kompliziert erscheint, ist leichter als Sie denken. Die Autoren erklären sehr verständlich die möglichen Folgeerkrankungen und wie Sie diesen mit Low Carb vorbeugen können.

Dieses Buch weist einen mühelosen Weg in eine Ernährung mit wenigen Kohlenhydraten. Gesund essen ist nicht schwer, wenn man die wichtigsten Grundlagen einer gesunden Ernährung kennt. Auch der Jo-Jo-Effekt verliert seinen Schrecken, weil man erkennt, wie man ihm begegnen muss. Auch die Frage, welche Nährstoffe nun krank machen „Fett oder Kohlenhydrate" wird in diesem Ratgeber umfassend gut erklärt.

Mango und Zucchini Salat

Zutaten:

4 Zucchini, 2 reife Mango

4 EL Sojasauce

½ TL Salz, wenig Pfeffer, ½ TL Curry

Zubereitung:

Zucchini waschen und fein raspeln. Mango schälen und vierteln. Ein Viertel in feinste Streifen schneiden. Aus den anderen Vierteln den Saft auspressen. Die Sojasauce mit dem Mango-Saft verrühren und mit den Gewürzen abschmecken.

Hüttenkäse mit Karotten

Zutaten:

500 g Hüttenkäse

8 große Karotten

250 g Parmesan

Kleine Schüssel frische Blätter Basilikum

½ TL Salz, wenig Pfeffer

1 EL Zitronensaft

Zubereitung:

Die Karotten fein raspeln und den Parmesan fein reiben. Die Basilikum-Blätter fein hacken. Alle Zutaten vermischen und mit Salz, Pfeffer und Zitronensaft abschmecken.

Rahm-Spinat

Zutaten:

2 Pack TK-Blattspinat, 250 g Frischkäse (40%)

1 TL Salz, 1/3 TL Pfeffer, Muskat (sparsam)

3 Knoblauchzehen zerdrücken, frische Kräuter

Zubereitung:

Spinat in der Mikrowelle auftauen und das Auftauwasser abgießen. Den Frischkäse zufügen und für ca. 2 Minuten auf hoher Stufe heiß werden lassen bis der Frischkäse geschmolzen ist. Gut mischen und mit den Gewürzen sofort servieren. Erst zum Schluss die frischen Kräuter über das Gericht streuen.

Feta mit Wildkräuter-Salat

Zutaten:

600 g Wildkräuter (Löwenzahn, Brennnessel, Gänseblümchen, Bärlauch, Mangold, Sauerampfer)

3 EL Omega-3 Öl, 3 EL frischen Zitronensaft

1 TL Salz, ½ TL Pfeffer

2 Knoblauchzehen fein pressen

250 g Feta-Käse – in feine Würfel schneiden

Zubereitung:

Das Fenchelgrün darf nicht mit blanchiert werden! Die Kräuter gründlich waschen und in einem Sieb abtropfen lassen und im Salzwasser ca. eine Minute blanchieren. Mit der Schaumkelle direkt in das Eiswasser tauchen und in einem Sieb abtropfen lassen. Das lauwarme Gemüse auf eine Platte portionsweise auf Teller legen und mit den Gewürzen und dem Knoblauch bestreuen. Darauf Feta verteilen und dann mit dem Olivenöl und dem Zitronensaft beträufeln.

Diese 4 Rezepte stammen aus dem Buch:

Kohlenhydratarm - Vegetarisch und Backen ohne Mehl, Autorin: Jutta Schütz, Verlag: BoD, ISBN: 978-3-83911-579-4

Rezensionen:

<u>Dr. Matthias Riedl</u> schreibt über das Buch im Diabetes Blog:

Sehr geehrte Frau Schütz,

ich kann Ihr Buch aus ärztlicher Sicht ebenfalls sehr empfehlen. Es hilft anderen Betroffenen, ihre eigenen Ängste besser zu überwinden, wenn sie merken, wie andere es gemacht haben. Lesenswert! Diese Hilfe kann nur von Betroffenen geleistet werden. So relativieren sich schnell die eigenen Ängste. Nach dem ersten Schock mit der Diagnose Diabetes braucht die Seele ein paar Monate zur Akzeptanz. Dann geht das Leben weiter. Übrigens meist ohne Einschränkung der Lebenserwartung – wenn alle, Patienten und Ärzte - gut zusammenarbeiten. Genau dies haben sich das medicum Hamburg und ich persönlich zum Ziel gesetzt. Mit freundlichen Grüßen - Ihr Dr. Matthias Riedl (ärztlicher Leiter medicum Hamburg)

<u>Doris Linden</u>, 56 Jahre, verheiratet, 4 Söhne im Alter von 33 bis 40 Jahren, 3 Enkelkinder von 11-13 Jahre, die mir Grund genug geben, für sie gesund zu bleiben.

Ich bin seit ca. 8 Jahren Diabetikerin, Typ II und leide wie viele Diabetiker an Übergewicht, dass vornehmlich dafür eine der Ursachen ist. Zuerst reichten noch Medikamente aber seit ca. 6 Jahren spritze ich ein Basis- und ein Korrektur-Insulin. Aus Erfahrung weiß ich, dass die Krankheit bei nicht gut eingestelltem Blutzucker oft mit Amputationen, Blindheit und Nierenversagen, Zerstörung der Nerven endet, demzufolge auch große Schmerzen, die mit herkömmlichen Medikamenten kaum zu behandeln sind.

Denn ich musste miterleben, wie meine Eltern, die beide an Diabetes erkrankt waren, zu unserem Pflegefall wurden und letztlich auf tragischste Weise an den Folgen dieser Krankheit viel zu früh starben und man sollte meinen, ich sei gewarnt. Doch alle meine bisherigen Versuche blieben erfolglos, bis....

Im Herbst 2008 stiegen meine Blutzuckerwerte wieder einmal bedrohlich an. Mein Langzeitwert lag bei 10,7; der höchste gemessene Tageswert betrug 562. Mein Arzt sprach von einer Insulinresistenz, denn meine tägliche Insulindosis musste ich bis zu 100E erhöhen. Er wies mich daraufhin in die Diabetes-Klinik in Haan/bei Düsseldorf ein. Zu dieser Zeit erwähnte ich in einem geschäftlichen Telefongespräch mit Herrn Schütz, dass ich wegen eines Krankenhausaufenthaltes eine Weile nicht erreichbar wäre. Er meinte, es sei hoffentlich nichts Schlimmes. Ich erklärte kurz, dass es nichts Tragisches wäre und worum es ging. Das war ein ausschlaggebender Moment. Er riet mir zu dem Buch „Plötzlich Diabetes und wie ich mich davon befreien konnte", dies hätte seine Frau geschrieben, die Dank einer Kostumstellung, von ihrem anfänglichen Diabetes vollkommen befreit war. Das machte mich zwar sehr aufmerksam aber ich wollte mich doch lieber erst mal einer professionellen stationären Behandlung unterziehen, was ich dann auch tat.

Jedoch einige Monate danach, meine Werte stiegen wieder ins „Unendliche", ergab sich erneut ein Gespräch mit Herrn Schütz. Er bestellte mir Grüße von seiner Frau, ich dürfe sie auch gerne einmal anrufen. Für diese Unterhaltung bedanke ich mich hier noch einmal herzlich bei Jutta Schütz, denn dadurch wurde ich in meinem Vorhaben bestärkt. Anfang Oktober 2009 begann ich dann, mit liebevoller Unterstützung meines Mannes, meine Kost umzustellen. Zuerst aß ich kein Brot mehr und keine Beilagen, entfernte alles mehl- und stärkehaltiges aus meinem Speiseplan. Zum Frühstück Ei oder Gurke mit selbst gemachtem Kräuterquark, den ich über alles liebe und auch mal „einfach so" löffle. Mittags viel Gemüse mit Fleisch, abends zum Knabbern Gemüse. Zwischendurch auch mal Joghurt und Obst. Ich habe mir ein kleines Büchlein für ein Tagesprotokoll angelegt, zur Übersicht und Gedankenstütze und natürlich auch als Erfolgsbilanz.

Mein Blutzuckerspiegel hatte zu diesem Zeitpunkt einen Durchschnittswert von 262, mein Gewicht betrug 106,7 kg, meine Insulin EH: Basal: 36 Einheiten (EH) abends und Korrektur-Insulin 18 EH/BE (Broteinheit) (wenn man bedenkt, dass 1 Brötchen schon 2 BE enthält). Am 6. Oktober war mein erster Tag und der Nüchtern-BZ lag bei 260. Der Anfang war gemacht.

Am 17. Oktober zeigte meine Waage 101,5 kg an, mein Nüchtern-BZ 113, mein Tages-BZ lag mittlerweile konstant im Bereich 100-120, mein Korrektur-Insulin bei 11EH/BE.

In der **2. Woche schon** notierte ich:

- kein Sodbrennen

- keine Blähungen

- weniger schwitzen

- nachts besser schlafen

- nicht mehr diese schreckliche Müdigkeit am Tage

ich konnte es kaum glauben, diese schnelle und stark erkennbare, positive Veränderung, die auch meinen Mann verwunderte. Ich fühlte mich leicht, wohl und fit, konnte mich auch merklich besser konzentrieren. Das allein war schon ein großer Erfolg. Mittlerweile hatte ich meine eigene Kostzusammenstellung gefunden, sich vorzüglich für Leute eignet, die am Schreibtisch arbeiten. Für mich persönlich habe ich ein neues Getränk entdeckt, dass man als Diabetiker trinken darf: Zero Getränke, wie Cola Zero Sprite Zero, sie sind ohne Kohlenhydrate und ohne Kalorien, allerdings mit Koffein. Mir bekommt es. Allerdings muss ich sagen, ich bin auch schon einige wenige Male „vom Weg abgewichen". Dabei musste ich feststellen, dass Brot mir nicht gut bekommt. Zwar hatte ich vor der Kostumstellung die gleichen Beschwerden auch aber ich wäre niemals auf die Idee gekommen, dass Brot die Ursache dafür sein könnte. Nun kann ich wieder Zwiebeln, Knoblauch, Kohl essen. Es belastet nicht mehr.

Am 19. November hatte ich ein Gewicht von 97,8, mein BZ-Spiegel lag inzwischen bei 80 bis 105, mein Korrektur- Insulin bei 11EH/BE, Basal-Insulin bei 27 EH/BE und am 21. November komme ich schon mit 2 x 15 EH Korrektur-Insulin pro Tag aus.

Um Weihnachten hat sich leider alles wieder etwas erhöht, was sich dann aber Anfang des Jahres, allerdings nur sehr langsam, wieder senkte. Den ersten Schritt habe ich auf jeden Fall erreicht, dass ich mit einem gut eingestellten Blutzucker nicht mehr dieser tückischen Gefahr ausgesetzt bin, wie meine Eltern langsam dahinzusiechen. Den zweiten Schritt werde ich auch erreichen, indem ich in absehbarer Zeit mit Low Carb ganz von dieser Geißel Diabetes befreit bin. Zum Schluss möchte ich Frau Jutta Schütz für ihr Engagement und Ihren Kampfgeist danken, ohne den ich niemals diesen gesundheitlichen Erfolg gehabt hätte.

Quellenangaben

DR. KLAUS HOFFMANN

- Buch: Die unheilvollen Getreidesäuren

DR. SOMOGYI

Buch: Über das Entstehen von Calcium-, Phosphor- und Vitamin D-Mangelzuständen

RANZ KONZ

Auch Langbein – Das Medizinkartell

PETRA PLATTE

Buch: Epilepsie – Heilung durch ketogene Diäten

MR. ABEL HAYWOOD (1845)

Brot und Getreide – Stoffe des Todes

WILLIAM BANTING (1797-1878)

Buch: Low-Carb-Diät „Letter on Corpulence"

DR. E. DENSMORE (1892)

DR: CORDAIN LOREN (2004)

Buch: Getreide – das zweischneide Schwert

DR. DE LACY EVANS (1893)

Buch: Die Kunst das Leben zu verlängern

PROF. DR. WALTER C: WILLET

Medizinprofessor und Epidemiology

Harvard School of Public Health, Bosten

ERICH RAUCH

Buch: Die Kohlenhydrat-Falle (Trias Verlag)

WILLETT UND STAMPFER (USA-FORSCHER)

Buch: Eat Drink an Be Healthy

PHILADELPHIA VETERANS AFFAIRS MEDICAL CENTER

Stern – et al. 2004

PROF. SUSANNE KLAUS (Stoffwechselexpertin)

Universität Potsdam

AUTORIN MAG: WALPURGA WEISS

Österreichische Gesellschaft für Ernährung

WILLIAM BANTING

1797 – 1878

PROF. DAVID LUDWIG

Harvard-Universität

DR. MED WALTER HARTENBACH

Buch: Die Cholesterinlüge, das Märchen vom bösen Cholesterin (München 2002)

DR. EHRENSPERGER

2004 – schreibt über Kohlenhydrate

DR. MED KLAUS HOFFMANN

DR WOLFGANG LUTZ

Buch: Leben ohne Brot

DCCV (DEUTSCHE MORBUS CROHN COLITIS ULCEROSA VEREINIGUNG

Lutz-Diät-Studie 1996 unter der Leitung von:

Prof. H. Lorenz-Meyer und

Prof. P. Bauer

OTTO HEINRICH WARBURG (Nobel-Preisträger)

Warburg Effekt – 1924 (Tumorzellen)

Autorenprofil

Jutta Schütz (*02.08.60) wurde im Saarland geboren und lebt heute mit ihrer Familie in Hagen (NRW). Die Buchautorin, Journalistin und Psychologin reist seit vielen Jahren für ein großes Touristikunternehmen durch Afrika und Amerika und unterstützt bei ihren Reisen in ihrer Freizeit internationale Hilfsorganisationen.

Seit ihrem Erstlingswerk „Wunder brauchen Zeit", ist Schütz Buchautorin. Nur zwei Monate nach dieser Veröffentlichung erschien ihr erstes Sachbuch „Plötzlich Diabetes". Mit diesem Buch war die Autorin monatelang in der Bestsellerliste.

Als Journalistin schreibt Schütz für Gesundheit, Kunst, Literatur, Musik, Film, Bühne, Entertainment und Medien, sowie für verschiedene Zeitungen interessante Presseartikel, die Ende des Jahres 2011 von SOTT.net als „Das Beste aus dem Web" bezeichnet wurden. Schütz steht auch neuen Autoren als Mentorin und Medienberaterin zur Seite. Bis heute hat sie zahlreiche Bücher geschrieben.

http://www.jutta-schuetz-autorin.de/

Buchtipp:

PSYCHOLOGIE: KURZ UND KNAPP VERPACKT

Hilfreiches Wissen für die Seele

Autoren: Jutta Schütz und Sabine Beuke

Verlag: Books on Demand GmbH, Norderstedt

ISBN: 978-3-7322-3492-9

Buchrückentext:

Auf der Grundlage von geschulter Menschenkenntnis und psychologischen Erkenntnissen vermittelt dieses Buch viele interessante Informationen und gewinnbringende Selbsterkenntnis. Die Autorinnen „Jutta Schütz & Sabine Beuke" verstehen es, verstreutes „psychologisches Wissen" einzusammeln, zu ordnen und in eine passende Form zu bringen. Sie schärfen Ihre Sinne und erklären, was Sie schon immer über sich selbst wissen wollten, von der Entstehung Ihrer Persönlichkeit bis hin zu Ihren Konflikten und deren Lösungen. Sie geben Ihnen die Möglichkeit, sich mit sich selbst auseinander zu setzen und beleuchten auch die Gründe für vielfältige Verhaltensweisen. Die dadurch erreichbare Selbsterkenntnis kann helfen, Ihre Probleme besser zu lösen. Wer Ursache und Wirkung seiner selbst erkennt, hat die Kraft sich zu ändern.

Das Buch ist geeignet für Menschen ohne psychologisches Vorwissen und kann in Lebenskrisen helfen. Es ist voll mit Wissen über das, was wir jeden Tag tun, jedoch oft ohne es zu wissen.

Psychologisch erklären die Autorinnen „Jutta Schütz & Sabine Beuke" in diesem Buch, warum wir sind, wie wir sind, was wir ändern können und wie viel wir selbst lenken oder umlenken könnten, wenn wir uns durch dieses Buch auf die Sprünge helfen lassen.

Tipp: Backen im Glas geht auch mit Low Carb Rezepten

Die Glasgummis in einer Schüssel in heißes Wasser legen.

Gläser (zirka 500 ml Fassungsvermögen) mit weicher Butter einpinseln.

Mit gemahlenen Mandeln einbröseln. Die restlichen Brösel abklopfen. Den Rand der Gläser sehr gut säubern, sodass man sie nachher wieder verschließen kann. Kuchenteig nur zur Hälfte ins Glas geben.

Die Gläser (Platz zwischen den Gläsern lassen) auf ein Backblech stellen. Auf 180 Grad zirka 35 – 40 Minuten backen.

Die Gläser bleiben beim Backen offen! Gläser heraus nehmen und auf ein Holzbrett stellen.

Der Glasrand muss einwandfrei sauber sein beim Verschließen.

Gläser sofort mit dem nassen Gummi und Klammer verschließen. Haltbarkeit zirka 4 Wochen.

Tipp: Natürliches Glutamat herstellen

<u>Zutaten:</u>

1 ½ große Zwiebeln, ½ Knolle Knoblauch

250g Karotten, 175g Lauch

250g Tomaten, 1 ½ Knollen Sellerie

1 Bund Petersilie, 1 Bund Liebstöckel, 60g Meersalz

<u>Zubereitung:</u>

Den Backofen auf 90 Grad vorheizen. Karotten, Lauch, Sellerie, Zwiebeln schälen und putzen. Dann in gleichmäßige Stücke schneiden. Tomaten vom Stielansatz befreien und klein würfeln. Den Knoblauch häuten und klein pressen. Petersilie und Liebstöckel fein hacken. Alles in einer Schüssel gleichmäßig vermengen und auf das Backblech verteilen.

Bei 90 Grad zirka sechs Stunden im Ofen trocknen lassen.

Nicht zu viel Gemüse auf einmal auf das Blech legen – so kann es gleichmäßiger und schneller trocknen. Im Anschluss die Trockenmasse in einen Mixer geben und fein mahlen. In einem verschlossenen Gefäß ist das Glutamat bis zu zwölf Wochen haltbar!

Zum Würzen benötigt man nur zirka 1 TL Pulver - für etwa 150 ml Flüssigkeit.